Bioresonanz:
Eine neue Sicht
der Medizin

Grundlagen und Erfahrungen
aus Wissenschaft und Praxis

Dr. med. Jürgen Hennecke

Für Simone

Bioresonanz: Eine neue Sicht der Medizin

Grundlagen und Erfahrungen aus Wissenschaft und Praxis

Dr. med. Jürgen Hennecke

© 2011 Jürgen Hennecke
Umschlag, Herstellung und Verlag: Books on Demand GmbH, Norderstedt
ISBN 978-3-8448-5500-5

Bibliografische Information der Deutschen Nationalbibliothek
Die Deutsche Nationalbibliothek verzeichnet diese Publikation
in der Deutschen Nationalbibliografie; detaillierte bibliografische
Daten sind im Internet über http://dnb.d-nb.de abrufbar.

Die wissenschaftlichen Aussagen werden vom Verfasser nach bestem Wissen und
Gewissen dargestellt. Die Praxisfälle sind Beschreibungen eigener Fälle des Autors
oder die sinngemäße Darstellung der Fälle anderer Therapeuten aus Veröffentlichungen.
Weder Verlag noch Autor übernehmen die Verantwortung für die Prognose oder die
Therapie spezifischer Krankheitsfälle. Diese liegt in der Hand des behandelnden
Arztes oder Therapeuten.

Inhaltsverzeichnis

Ein Blick über den Tellerrand

Erster Kontakt zur Bioresonanzmethode

Der 11. November 1988 sollte mein Leben verändern. Zum ersten Mal kam ich in Kontakt mit einer damals für mich völlig neuartigen Therapiemethode, die meinen weiteren beruflichen und privaten Lebensweg prägen sollte.

Bis dahin hatte ich ein normales Medizinstudium hinter mich gebracht, eine Facharztausbildung zum »Arzt für Allgemeinmedizin« absolviert und war im zweiten Jahr in eigener Praxis niedergelassen. Ich hatte mich schon früh für alternative Heilverfahren interessiert, eine Akupunktur-Ausbildung begonnen, in verschiedene andere »natürliche« Methoden hinein geschnuppert und die Zusatzbezeichnung »Naturheilverfahren« erworben. Schon seit der Schulzeit hatten mich naturwissenschaftliche Themen und der Aufbau unseres Universums interessiert. Astronomie war mein Hobby, Relativitätstheorie und Quantenphysik hatten mich fasziniert. Es war zunächst ein rein »theoretisches« Interesse, denn diese wissenschaftlichen Erkenntnisse schienen für unser tägliches Leben keine direkte Bedeutung zu haben. Schließlich kann man mit den »klassischen Gesetzen« von Physik und Chemie sein Alltagsleben ganz gut meistern.

Was mich im November 1988 zu diesem Treffen in einem Aachener Hotel veranlasst hatte, war nicht nur das freundliche telefonische Drängen einer Mitarbeiterin der Bioresonanz-Firma, sondern auch eine sich immer mehr ausbreitende Frustration über die Grenzen der schulmedizinischen Behandlungsmöglichkeiten. Ich war und bin mit vollem Herzen »Schulmediziner« und »Kassenarzt« und sehr angetan von den wissenschaftlichen Fortschritten der modernen Medizin. Das bedeutet jedoch nicht, dass man sich hierauf beschränken muss, sondern auch mal einen Blick über den Tellerrand riskieren darf. Eine gewisse Neugier will ich auch nicht leugnen…

Nun stand es da vor mir, dieses merkwürdige Bioresonanztherapiegerät. Nach ein paar einführenden Worten führte der Mitarbeiter der Firma an mir einige Muskeltests, Akupunktur-Punkt-Messungen und Probebehandlungen durch. Auch wenn ich noch nicht alles verstanden hatte, war mein Interesse geweckt und jenes »undefinierbare« Bauchgefühl stieg in mir auf, das mir sagte: »Das Ding brauchst du!« Nach kurzer Überlegung war es gekauft und wenige Wochen später saß ich mit meiner Frau im Einführungsseminar am Starnberger See. Hier eröffnete sich eine neue Welt. Hier wurde gezeigt, wie sich über das Bioresonanzgerät die faszinierenden Gesetze der Quantenphysik auf eine zauberhaft anmutende Weise in der täglichen Praxis anwenden lassen. Hier konnten wir Physiker, Ärzte und Therapeuten kennenlernen, die uns nicht nur mit der Theorie vertraut machten, sondern auch über erstaunliche Therapieerfolge berichteten.

Zugegebenermaßen war die Umsetzung in die tägliche Praxis am Anfang nicht leicht. Wir mussten viel lernen und sammelten unsere eigenen Erfahrungen. Anfang der 90er Jahre kam dann der große Durchbruch. Neue praktische Erkenntnisse brachten unglaubliche Erfolge, vor allem in der Behandlung von Allergien. Über Mundpropaganda sprach sich die Bioresonanzmethode schnell herum und schon bald warteten Patienten wochenlang auf Termine, um sich ihre Allergien »wegbeamen« zu lassen. Wir benötigten weitere Therapiegeräte, stellten zusätzliches Personal ein und die Nachfrage bricht bis heute nicht ab. Die Bioresonanz lässt sich als erfolgreiche Behandlungsmethode aus meiner Praxis nicht mehr wegdenken.

Frustration, wissenschaftliches Interesse und Neugier ließen den Autor Bekanntschaft mit der für ihn neuartigen Bioresonanzmethode machen, die sich bis heute in seiner Praxis bewährt hat.

Wie es begann...

Historischer Rückblick

In den 1950er Jahren schwappten Berichte und Ideen einer ungewöhnlichen Heilmethode nach Europa: der **Akupunktur**, einem wichtigen Teilbereich der über 4.000 Jahre alten Traditionellen Chinesischen Medizin. Die ersten Vorreiter auf diesem Gebiet wurden von der Schulmedizin kritisch beäugt, sie zeigten sich jedoch nicht nur als eifrige Schüler dieser Methode, sondern entwickelten auf deren Basis neue und kreative Ideen. Bei dieser Lehre war von eigenartigen »Akupunktur-Punkten« die Rede, die durch nicht nachweisbare »Akupunktur-Meridiane«, einer Art »Energie-Transport-Kanal«, miteinander verbunden sein sollten. Pfiffige »Forscher« fanden bald heraus, dass sich der Hautwiderstand an diesen Akupunktur-Punkten vom Hautwiderstand des Nachbargewebes unterschied. Und mehr noch: Aus den Veränderungen und Potenzial-Schwankungen des Punktes konnten Rückschlüsse auf den »Energiegehalt« der Meridiane und damit auf den Gesundheitszustand des zugeordneten Gewebes oder Organs gemacht werden. Zu hohe Werte zeigten ebenso ein pathologisches Geschehen an wie zu niedrige.

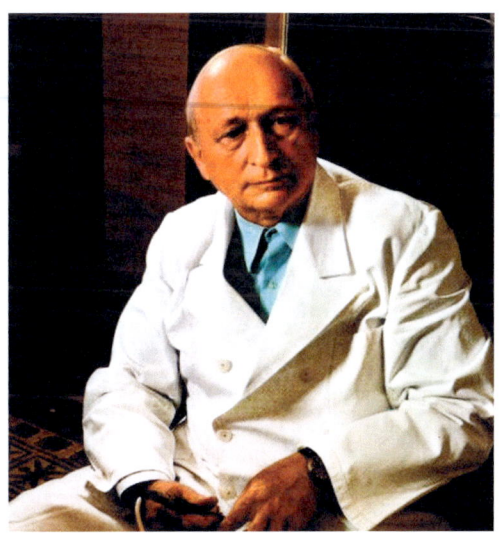

Abb. 1: Dr. Reinhold Voll hat die nach ihm benannte Elektroakupunktur-Methode entwickelt (EAV).

Dem deutschen Arzt **Dr. Reinhold Voll** gebührt der Verdienst, diese Anwendungsmöglichkeit erforscht und systematisiert zu haben. Er stellte nicht nur wichtige energetische Zusammenhänge zwischen Meridianpunkten, Geweben, Organen und Zähnen fest, er fand auch zusätzliche Punkte und »neue« Meridiane außerhalb der »klassischen« chinesischen Verläufe. Noch heute wird diese Methode als **Elektro-Akupunktur nach Voll (EAV)** gelehrt und erfolgreich angewendet.

Wie bei vielen anderen wissenschaftlichen Entdeckungen spielte auch bei der

EAV der Faktor »Zufall« bei der Weiterentwicklung dieser Methode eine Rolle. Dr. Voll testete eine Patientin und stellte einen pathologischen Messwert an einem Punkt auf dem »Leber-Meridian« fest. Als er nach einigen Minuten den Test wiederholte, lag der Messwert plötzlich im Normbereich. Dr. Voll war erstaunt und vermutete zunächst, der erste pathologische Wert sei eine Fehlmessung gewesen. Da fiel ihm auf, dass die Patientin ein homöopathisches Medikament in der Hand hielt. Dr. Voll bat sie, das Medikament aus der Hand zu legen und prompt lag der Messwert wieder im pathologischen Bereich. Das erneute Berühren des Medikaments führte wieder zur augenblicklichen Messwertverbesserung. Aber damit nicht genug: Es zeigte sich, dass die Medikamenteninformation nicht nur durch direkten Körperkontakt, sondern auch durch ein Kabel, das mit dem Messgerät verbunden war, übertragen werden konnte.

Der später berühmt gewordene **Medikamententest nach Voll** war entdeckt.

Jetzt konnte eine neue Diagnose- und Therapiesystematik entwickelt werden: Beim kranken Patienten wurden über 300 Akupunktur-Punkte am Körper gemessen und für alle pathologischen Punkte wurde ein homöopathisches Einzel- oder Komplexmittel ausgetestet, welches diese Punkte in den Normbereich bringen konnte. Diese Arzneimittel (manchmal 20–30 Medikamente) wurden dann dem Patienten verabreicht, meist als Injektionen. Eine sehr aufwendige, aber – wie sich später herausstellte – auch sehr wirksame Therapiemethode, frei von unerwünschten Nebenwirkungen.

Der deutsche Arzt **Dr. Franz Morell** war Schüler von Dr. Voll und begeisterter Elektro-Akupunkteur. Zusammen mit seinem Schwiegersohn **Erich Rasche**, einem Elektroingenieur, entwickelte er einen Medikamenten-Test-Sender, mit dem die Medikamenteninformation auch ohne Kabel auf eine weiter entfernt stehende Testperson übertragen werden konnte. Er bewies damit, dass es sich bei der Wirkung homöopathischer Mittel um ultrafeine, elektromagnetische Schwingungen handeln müsse.

Die Feldstärke musste so schwach sein, dass sie mit keinem herkömmlichen Gerät direkt gemessen werden konnte, die Auswirkungen auf den lebenden Organismus ließen sich jedoch an den Veränderungen der Testwerte an den Akupunktur-Punkten direkt ablesen.

Dr. Morell ging noch einen Schritt weiter: Er machte sich Gedanken über die Vielzahl der zu verwendenden Medikamente und fragte sich: Wenn die Informationen von Medikamenten die Testwerte signifikant verändern, dann müssten auch im Körper sehr ähnliche

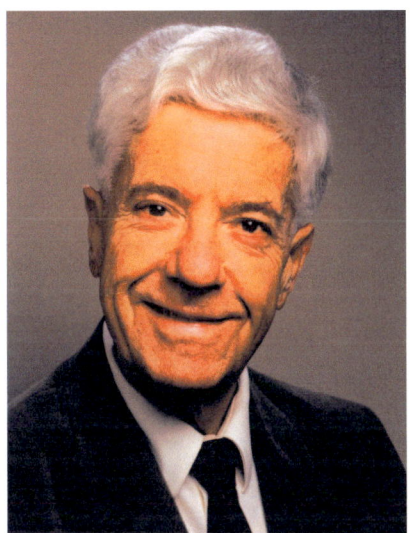

Abb. 2: Dr. Franz Morell ist der Begründer der Therapie mit körper- und substanzeigenen Schwingungsinformationen.

Informationen vorhanden sein. Wenn man nun diese Information direkt vom Körper abgreift und diese auf eine bestimmte Weise moduliert, dann müsste ein ähnliches Phänomen wie bei der Medikamententestung auftreten.

Daraufhin konstruierte Dr. Morell mit dem Elektroingenieur Rasche ein Gerät, welches körpereigene Informationen aufnehmen und nach Modulation wieder zurückgeben sollte. Das Gerät wurde nach den zwei Anfangsbuchstaben seiner Entdecker MORA-Gerät genannt. Eine elektrisch leitende Elektrode wurde auf das Hautareal des kranken Körperteils gelegt und die Information über ein Kabel in das Mora-Gerät geleitet. Im Gerät wurde durch eine »Phasenverschiebung« diese Information »invertiert« und über eine andere Elektrode dem Körper wieder zugeführt. Und erstaunlicherweise führte das in den meisten Fällen zu einer Besserung oder sogar Heilung des Krankheitszustandes. Wieder war eine neue Therapiemethode geboren.

Aufgrund des technischen Fortschritts der folgenden Jahre, insbesondere durch den Anbruch des Computerzeitalters, konnte das Mora-Gerät weiterentwickelt und in seiner Funktion optimiert werden. Ein neuer Name für diese Therapiemethode wurde geschaffen: **Bioresonanz (oder auch Bioinformation)**. Die Namen sollen aussagen, worum es hier geht: Es geht um **Resonanz**-Phänomene in **bio**logischen Systemen durch **Informations**übertragung. Wissenschaftliche Arbeitshypothesen zu diesem Phänomen sollten erst viel später erfolgen.

Mittlerweile werden Bioresonanz-Geräte von verschiedenen Firmen hergestellt und vermarktet. Die Erfahrungen, die in diesem Buch beschrieben werden, wurden mit dem **Bicom Bioresonanzgerät** gemacht. Der Begriff Bicom ist sicherlich ein Fantasiename und ist markenrechtlich geschützt.

11

Dr. Voll hat in den 1960er Jahren die Elektroakupunktur entwickelt und den »immateriellen« Medikamententest entdeckt. Dr. Morell entwickelte auf den Grundlagen dieser Ideen zusammen mit dem Elektroingenieur Rasche ein Gerät, welches mit elektromagnetischen Schwingungsinformationen therapiert. Hieraus hat sich die Bioresonanzmethode entwickelt.

Von der Idee zum Therapiekonzept

Nach der genialen Idee von Dr. Morell gab es viele Ärzte und Heilpraktiker, die durch Sammeln von Erfahrungen, eigene Forschungen, Ausprobieren und Testen, viel Nachdenken und noch mehr Intuition diese Test- und Therapiemethode vorangebracht haben. Die Bioresonanz ist eine empirische Methode, sie gehört in die Kategorie der Erfahrungsmedizin. Da anfangs noch eine überzeugende wissenschaftliche Erklärung und ein theoretischer Überbau zu dieser Methode fehlte, verlief der überwiegende Teil der Entwicklung der Bioresonanzmethode über rein praktische Erfahrungen der Anwender. Erwähnt sei hier die Heilpraktikerin Gerda Otten, die die Idee vom Einsatz körpereigener Substanzen einführte und das Einschwingen von »Propolis« als antibiotisch wirkende Substanz vorschlug.

Bereits in den 1980er Jahren wurden verschiedene spezielle Elektroden entwickelt wie starre und flexible Elektroden, Magnetelektroden, Zahn- und Brillenelektroden. Ein großer Fortschritt zu dieser Zeit war auch die Ausarbeitung indikationsbezogener Therapieprogramme. Ein Therapieprogramm beschreibt die Art und Weise, in der die in das Gerät geleitete Information vom Gerät moduliert wird, um als »Therapie-Impuls« an den Patienten zurückgegeben zu werden. Es ist definiert durch die Programmierung einer bestimmten Therapieart, einer Frequenz, einer Schwingungsamplitude und der Therapiezeit.

Hier sei der österreichischen Heilpraktikerin Frau Sissi Karz ein Denkmal gesetzt. Sie hat durch unermüdliche Versuche, Testungen und mit viel Intuition über 400 Therapieprogramme entwickelt, die aufgrund jahrelanger guter Erfahrungen heute noch im Bicom Bioresonanzgerät abgerufen werden können. In jüngster Zeit wurden noch mehr als 150 Programme aus dem Tiefstfrequenzbereich hinzugefügt. Frau Karz hat außerdem eine Therapiesystematik vorgeschlagen, bei der der Einsatz körpereigener Frequenzmuster, auch unter Verwendung von »Eigensäften« (Blut, Urin, Stuhl usw.), ganz im Vordergrund steht. Ziel ist die Verbesserung der Eigenregulation des Organismus mit konsequentem Einsatz der körpereigenen »Apotheke« (nach Morell).

Im Frühjahr 1987 gab Dr. Morell während eines Seminars eine bahnbrechende Entdeckung bekannt. Wurde die Information von den Patienten belastenden Allergenen wie Pollen oder Nahrungsmittel nach entsprechender Modulation durch das Gerät aufgeschwungen, so gingen fast alle Elektroakupunktur-Testwerte in den Normbereich. Das war der Beginn einer neuen Ära der Allergietherapie.

Dr. Peter Schumacher, ein Kinderarzt aus Innsbruck, führte auf dieser Basis mehrjährige Forschungen durch und veröffentlichte 1991 eine Aufsehen erregende Studie über die biophysikalische Allergietherapie. Er stellte ein Konzept vor, wie durch eine Kombination aus strenger Allergenkarenz und konsequenter Bioresonanz-Invers-Schwingung Allergie mit großem Erfolg therapiert werden konnten. Er stellte fest, dass chronische Allergien auf Kuhmilch und Weizen, oft kombiniert mit einer Candida-Pilz-Belastung, als Ursache bei vielen schwer zu behandelnden Krankheitsbildern eine Rolle spielen. In einer selbst durchgeführten Praxisstudie konnte er zeigen, dass bei Kindern mit Neurodermitis, Asthma bronchiale und Heuschnupfen Therapieerfolge von bis zu 90 % erreicht werden konnten.

1991 übertrug ich eine Idee des Kinesiologen Jimmy Scott[1] auf die Bioresonanztherapie und konnte durch »Durchflutung« bestimmter Akupunktur-Meridiane ebenfalls eine sehr wirksame Allergietherapie, zum Teil auch ohne Karenz, erreichen. Zusammen mit meiner Frau Simone wurden neue Therapieprogramme und systematische Therapiekonzepte entwickelt.

Eine Weiterentwicklung des Konzepts von Dr. P. Schumacher wurde kurze Zeit später von Dr. Th. Klein und Dr. P. Schweitzer vorgestellt. Durch Verbesserung der Informationsübertragung vom Allergen ins Gerät durch 2 Kabel, vom Gerät zum Patienten durch kugelförmige Elektroden und erhöhte Verstärkung der Therapieamplitude konnte ebenfalls eine höhere Effektivität in der Allergietherapie erreicht werden. In der Folge wurden von unterschiedlichen Anwendern eine Reihe weiterer bewährter Allergietherapie-Programme vorgeschlagen.

Der deutsche Arzt Dr. G. L. Rummel stellte Mitte der 1990er Jahre ein eigenes, alternatives Konzept vor. Seine Grundidee ist, dass die »Struktur« der Inhaltsstoffe von Kuhmilch und Weizen der Struktur aller anderen relevanten Allergene ähnelt. Wenn man ausreichend oft mit der »Gegenschwingung« von Kuhmilch und Weizen behandelt, kombiniert mit einer

---

[1] Jimmy Scott, Kathlenn Goss: Allergie und der Weg, sich in wenigen Minuten davon zu befreien, Verlag für angewandte Kinesiologie, Freiburg.

biophysikalischen Candidatherapie, lassen sich dadurch praktisch alle allergisch verursachten Krankheitsbilder therapieren. In hartnäckigen Fällen folgt noch eine Behandlung mit Virus-Nosoden[2]. Der große Erfolg mit über 20.000 dokumentierten Behandlungsfällen spricht für sich. Es handelt sich um ein einfach durchführbares, wenn auch zum Teil sehr zeitaufwendiges Konzept.

Die Heilpraktiker Martin Keymer und Dieter Kramer entwickelten »Therapie-Ampullen« zur systematischen Testung und Therapie von Krankheit auslösenden Belastungen am Patienten. Hierbei werden dem Patienten »positiv« wirkende Informationen für Meridian- und Organbereiche zur energetischen Stabilisierung aufgeschwungen. In der gleichen Sitzung kann durch Invertierung negativer Schwingungen von Toxinen und Krankheitserregern der Körper entlastet und die Regulationsfähigkeit der Zellen wiederhergestellt werden. Der Heilpraktiker A. Baklayan hält die Belastung mit Parasiten für eine der Hauptursachen chronischer Erkrankungen und erstellte ein Konzept mit entsprechenden Testampullen.

Mögen mir die vielen »namenlosen« und nicht erwähnten Forscher und Anwender verzeihen… Die Vielzahl der Konzepte zeigt, dass es sich bei der Bioresonanztherapie nicht um eine starre und dogmatische Methode handelt, sondern dass nach Erlernen der Basis-Ausbildung viele therapeutische Variationsmöglichkeiten bleiben. Es ist eine dynamische Entwicklung, die lange noch nicht abgeschlossen ist.

Weitere bedeutende Fortschritte hingen mit der technischen Entwicklung des Bicom Gerätes zusammen: der Infrarot-Sender zur drahtlosen Übermittlung von Ampullen-Informationen, die Programme zur Analog-Potenzierung, die in das Gerät integrierte Mikro-Magnetfeldtherapie, die Anwendung von Tiefstfrequenzen und ein zusätzlicher zweiter Therapiekanal zur Stabilisierung des Patienten während einer Therapie.

> Die Bioresonanzmethode hat sich aufgrund empirischer Erfahrungen zahlreicher, kreativer Anwender und technischer Fortschritte zu einer effektiven Diagnose- und Therapiemethode entwickelt. Es liegen heute verschiedene Therapie-systematiken vor, die ständig weiterentwickelt werden.

---

[2] Nach homöopathischen Gesetzen potenzierte devitalisierte mikrobielle Kulturen von Erregern sowie von pathogen verändertem organischen Material und von toxischen Substanzen.

Die Medizin wird physikalisch

Das biophysikalische Wirkprinzip

Ende des 18. Jahrhunderts begann der Siegeszug der modernen Naturwissenschaften. Zahlreiche Erkenntnisse aus Beobachtungen, reproduzierbaren Experimenten und mathematisch definierbaren Naturgesetzen überschwemmten alle Bereiche von Physik, Chemie und Biologie. Die wissenschaftlichen Naturgesetze berechnen und bestätigen die Dinge, welche wir mit unseren Sinnen wahrnehmen oder deren Auswirkungen wir unmittelbar spüren können. Es sind jene Naturgesetze, die in den Schulen und Universitäten gelehrt werden und die wir aus unserem Alltagsleben kennen. Es sind die Naturgesetze, welche die Menschheit genutzt hat, um gigantische Wolkenkratzer zu bauen, zum Mond zu fliegen oder die moderne Computertechnik zu entwickeln.

Die Begeisterung über diese Entwicklung und die Anwendbarkeit im täglichen Leben hat bei vielen Menschen zu der Ansicht geführt, alles – aber auch alles – auf dieser Welt ließe sich durch diese Gesetzmäßigkeiten erklären. Vieles kann berechnet und erklärt werden, jedoch gibt es seltsamerweise Effekte sowie Vorgänge, die nicht in dieses naturwissenschaftliche Weltbild hineinpassen. »Ich glaube nur, was ich sehe oder was ich messen und beweisen kann« ist der Wahlspruch einer ganzen Generation von Mitmenschen, vor allem auch von Wissenschaftlern, Forschern und Medizinern. In diesem »materialistischen« Weltbild haben paranormale Phänomene und alternative Heilverfahren zunächst keinen Platz und werden demnach schnell als Aberglaube und Scharlatanerie abgewertet oder einfach ignoriert.

Seit etwa hundert Jahren haben sich parallel zu der »klassischen« Naturwissenschaft Wissenschaftszweige entwickelt, die uns ein ganz anderes Bild von unserem Universum zu vermitteln scheinen. Hierzu gehört Einsteins allgemeine und spezielle Relativitätstheorie, welche zeigte, dass selbst Raum und Zeit relative Begriffe sind. Die Quantenphysik bewies, dass sich Elementarteilchen sowohl als Wellen als auch als Teilchen beschreiben lassen.

Die String-Theorie will die beiden sich zum Teil widersprechenden Ansichten vereinen und beschreibt alle Elementarteilchen und Strahlungen als winzige vibrierende Fäden

(»Strings«). Dies sind nur einige Beispiele für eine neue Sicht der physikalischen Welt. Materie ist demnach nur ein kleiner Teil einer universellen Energie, es gibt Unschärferelationen und Wahrscheinlichkeitsstrukturen, multiple Dimensionen und relative Zeitabläufe. Die Gesetze der klassischen Physik und Chemie sind im Mikrokosmos der Elementarteilchen nicht mehr anwendbar. Schwingungsinformationen und Resonanzphänomene scheinen in vielen Bereichen die Welt zu lenken. Unzählige – sich zum Teil widersprechende – Theorien zeigen, dass wir vieles noch nicht wissen und weiterhin ein großer Forschungsbedarf besteht.

Die »Weltformel« ist noch nicht gefunden. Aber eins ist klar: »Es gibt mehr Dinge zwischen Himmel und Erde, als das, was uns unsere Schulweisheit hat träumen lassen« (Goethe). Warum fristen diese bahnbrechenden Erkenntnisse ein solches »Nischen-Dasein« in unserem Leben? Warum wissen so wenige Menschen etwas über Grenzwissenschaften? Warum wird uns dies in der Schule und an den Universitäten nicht gelehrt? Der eine Grund mag sein, dass die Zusammenhänge und die damit verbundenen mathematischen Formeln entweder noch zu kompliziert sind, so dass selbst naturwissenschaftlich ausgebildete Zeitgenossen Schwierigkeiten haben, sie ganz zu verstehen oder die Gedankengänge nachzuvollziehen. Oder sie wollen einfach nicht wahrhaben, dass noch einige Steine im wissenschaftlichen Puzzle fehlen. Das macht es einfacher, bestimmte Phänomene nicht zu akzeptieren.

Mittlerweile gibt es jedoch einige sehr gute grenzwissenschaftliche Bücher. Ein weiterer Grund mag vielleicht auch sein, dass wir den Eindruck haben, diese Themen könnten für eine philosophische Diskussion bei einem Glas Wein am Kaminfeuer ganz interessant sein, für unser Alltagsleben haben sie jedoch keine Relevanz. Außerdem ist es gesellschaftlich erlernt und damit unerwünscht bzw. außerhalb der Norm, wenn unser »bewährtes« Weltbild auf eine bestimmte Weise erschüttert wird. Selbst einige anerkannte Pionier-Wissenschaftler üben sich manchmal in einer unerklärbaren Ignoranz. Vielleicht haben sie auch Angst, ihre Reputation zu verlieren…

Wenn wir uns mit »alternativen« Heilverfahren beschäftigen, erhalten beispielsweise die Erkenntnisse der Quantenphysik eine relevante Bedeutung. Hier liegt möglicherweise der Schlüssel in akzeptierbaren Theorien für das Wirkprinzip von Homöopathie, Akupunktur und Bioresonanz. Fassen wir nun die für unser Verständnis wichtigsten Faktoren zusammen:

Unser Universum besteht aus »Energie« in Form von »Materie« und »Wechselwirkungs-quanten« und »Information«. Das Verhältnis von Materie zu Wechselwirkungsquanten beträgt ungefähr eins zu einer Milliarde. Das heißt, die Materie als eine Art »eingefrorener Energie« stellt nur den milliardsten Teil unseres Universums dar. Alle Energiearten verhalten sich physikalisch sowohl wie »Teilchen« als auch wie »Schwingungsfelder«. Der Begriff »Information« ist physikalisch noch nicht eindeutig definiert. Einige Wissen-schaftler halten »Information« für eine besondere Form von Energie. Andere sehen in »Information« zwar keine Energie, gehen jedoch davon aus, dass alle Prozesse zwischen Elementarteilchen über Information gesteuert werden.

Die moderne Computertechnik zeigt uns, welche unglaubliche Speicherkapazität von Informationen auf kleinstem Raum möglich ist. Hätten wir uns vor 20 Jahren vorstellen können, dass die Texte einer ganzen Bibliothek auf einem Stick von 1 cm² Größe Platz haben und mit unglaublicher Schnelligkeit abgerufen werden können? Und mit zukünftigen »Quanten-Computern« kann die Leistung noch um ein Mehrfaches ver-bessert werden. Aber was wir heute technisch können, kann die Natur schon lange. Einzelne Elementarteilchen (z. B. ein Photon) können die unglaubliche Zahl von 10^{127} Bits (eine Eins mit 127 Nullen!) an Information speichern. Das Leben auf unserer Erde wäre ohne eine »perfekte« und ausgefeilte Informationsübertragung nicht vorstellbar.

Eine der Schlüsselsubstanzen für die Entstehung des Lebens auf unserem Planeten ist das **Wasser**. Es bedeckt 70 % der Erdoberfläche und in den Urmeeren haben sich die ersten Lebensformen entwickelt. Selbst wir Menschen bestehen zu über 70 % aus Wasser. Mit den ungewöhnlichen Eigenschaften des Wassers beschäftigen sich mittlerweile viele Wissenschaftszweige. Das Verhalten von flüssigem Wasser weicht in jeder Hinsicht von dem anderer Flüssigkeiten ab. Dazu gehören das temperaturabhängige Dichtemaximum und das druckabhängige Viskositätsverhalten.

Wasser ist die einzige Substanz, die im festen Zustand leichter ist als im flüssigen. Darum können Eisberge schwimmen und die Seen frieren von der Oberfläche aus zu. Dadurch überleben Fische in Bächen und Seen den Winter. Der Grund dieser Anomalien liegt nach Meinung vieler Forscher an den physikalischen Eigenschaften der **Wasserstoff-Brückenbindungen**.

Das Wassermolekül H_2O besteht bekanntlich aus einem Atom Sauerstoff und zwei

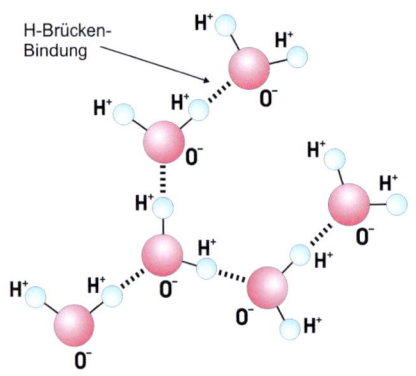

Abb. 3: Wasserstoff-Brückenbindung: Die elektrische Anziehung zwischen den positiv geladenen Wasserstoffatomen und den negativ geladenen Sauerstoffatomen führt zur Entstehung von mehr oder weniger stabilen Wasserstrukturen.

Atomen Wasserstoff. Das Sauerstoff-Atom ist elektrisch »negativ« geladen, die Wasserstoffatome »positiv«. Die bilateralen Kräfte halten nicht nur das einzelne Wassermolekül zusammen, sondern gehen mehr oder weniger starke Bindungen zu den Nachbarmolekülen ein. Dabei kommt es zur Bildung von Molekülketten, die unterschiedliche räumliche Strukturen bilden können. Ein Tetramer von vier Wassermolekülen kann bereits vier verschiedene Formen (Kette, Ring, Stern, Lasso) und Tetraeder bilden. Diese räumlich ausgedehnten Molekülkomplexe werden als **»Cluster«** (engl. »Wolke«) bezeichnet und werden mittlerweile wissenschaftlich erforscht. Kleinere Cluster bis zu zwölf Molekülen lassen sich in ihren zahlreichen räumlichen Strukturen mathematisch berechnen. Größere Cluster bilden »ikosaedrische Netzwerke« von 280 und mehr Wassermolekülen und können laserspektroskopisch untersucht werden.

Im flüssigen Zustand lassen sich im Wasser die unterschiedlichsten Clusterstrukturen nachweisen, abhängig von Druck, Temperatur und äußeren Einflüssen. Beim Auftreten fremder Atome oder Moleküle in der flüssigen Lösung bilden sich sofort neue Clusterstrukturen um diese »Eindringlinge«. Diese neu geformten Cluster können sehr stabil und selbst dann noch nachweisbar sein, wenn das auslösende Atom nicht mehr in der Flüssigkeit vorhanden ist. Jede Clusterstruktur hat ihr spezifisches Frequenzspektrum. Man kann sich vorstellen,

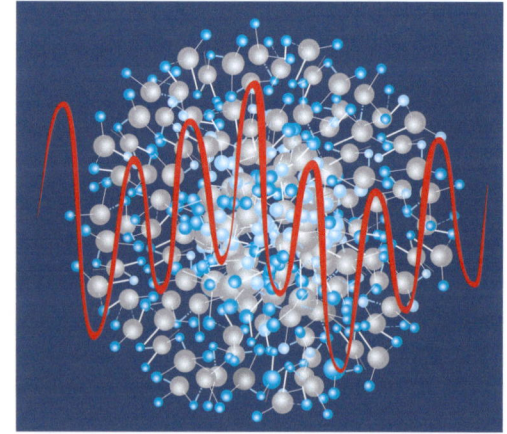

Abb. 4: Cluster-Modell: Räumlich strukturierte Ansammlungen von Wassermolekülen können Informationen speichern.

welch ungeheure Informationsmengen sich in den dreidimensionalen, multimolekularen Clusterstrukturen speichern lassen. Und man kann sich ebenfalls vorstellen, dass über Resonanzphänomene (Homöopathie und Bioresonanz) spezifischer Frequenzen Clusterstrukturen aufgebaut oder zerstört werden können.

Im Jahre 1988 publizierte Jacques Benveniste zusammen mit zehn weiteren Wissenschaftlern im Wissenschaftsmagazin Nature einen Aufsatz über das »Gedächtnis des Wassers«. Er wurde von Vertretern der »offiziellen« Wissenschaft als Esoteriker beschimpft und verlor Labor und Geldmittel. Die Biochemikerin Prof. Madeleine Ennis wollte die Wirkung der Homöopathie widerlegen und verdünnte Substanzen so lange in Wasser, bis kein Molekül der Substanz mehr messtechnisch erfassbar war. Entgegen der Erwartungen war die spezifische biologische Wirkung der Ursprungssubstanz im »reinen« Wasser immer noch vorhanden. In vier weiteren Labors in Frankreich und Italien konnten in Doppelblindverfahren die Ergebnisse dieses Versuches bestätigt werden. Erwärmung dieser Lösungen über 70 Grad Celsius und niederfrequente magnetische Wechselfelder konnten dieses »Gedächtnis« löschen. Werden dadurch die spezifischen Clusterstrukturen zerstört? Benveniste ging noch einen Schritt weiter. Er wickelte eine Spule um das Glasgefäß mit der »homöopathisierten« Lösung und leitete die darin enthaltene Information über einen Verstärker für elektromagnetische Schwingungen an ein Glasgefäß mit einer zweiten Spule. Die vorher »uninformierte« Lösung zeigte nun die gleichen biologischen Eigenschaften wie die Substanz im ersten Becher. Durch eine abschirmende Ummantelung der Gefäße konnte die Informationsübertragung unterbrochen werden. Benveniste folgerte hieraus, dass das Wassergedächtnis und seine Übertragung mit elektromagnetischen Schwingungen zu tun habe.

Experimente von Anderson, Reid und Bill[3] konnten ähnliche Phänomene nachweisen. In Wasser aufgelöstes NaCl (Salz) bildet normalerweise kubische Kristalle. Gibt man große Moleküle wie Proteine (z. B. Serumalbumin) in diese Lösung, so ändert sich die Kristallbildung zu einer weitverzweigten, dendritischen (farnblattartigen) Kristallform. Diese Technik wird in der Gynäkologie bei Gebärmutterhals-Abstrichen zur Bestimmung des Ovulationszeitpunktes benutzt. Erstaunlicherweise konnte diese Information zur differenten Kristallbildung über einen Platin-Gold-Draht (ohne Strom!) von der einen

---

3 Vicinal, long range and extremely long range effects on growth of sodium chloride christals from aqueous solutions containing proteon; Applied Physics Communications 4, (2-3), 217-239, 1984; The Ability of an Electric Current to Carry Information for Crystal Growth Pattern; Journal of Biological Physics 15, 33-35, 1987.

Salzlösung auf eine andere übertragen werden. Es bildeten sich in der »informierten« Lösung nun auch dendritische Salzkristalle, ohne das materielle Vorhandensein von Proteinen.

Prof. C. W. Smith[4] führte in England ähnliche Versuche mit Patienten durch. Es handelte sich um hochgradige Nahrungsmittel-Allergiker, die auf geringste Mengen ihres Allergens bereits mit heftigen Symptomen reagierten. Die Allergene wurden homöopathisch verdünnt und den Patienten verabreicht. Es zeigte sich, dass bestimmte Verdünnungsstufen (Potenzierungen) allergische Reaktionen auslösen, andere Verdünnungen solche Reaktionen verbessern oder zum Verschwinden bringen konnten. Sogar durch Verdünnungen oberhalb von 10^{23} (siehe Loschmidtsche Zahl), das heißt, wenn kein Molekül der Ursubstanz mehr in der Lösung war, konnten diese Effekte noch ausgelöst werden – ein weiterer Beweis für das »Gedächtnis« von Wasser. Prof. Smith wiederholte diese Versuche mithilfe eines Frequenzgenerators. Es zeigte sich, dass bestimmte (wahrscheinlich) Frequenzen des Allergens allergische Reaktionen auslösen, andere Frequenzbereiche diese »heilen« konnten. Waren auch hier elektromagnetische Schwingungen oder Frequenzmuster offenbar der Auslöser für biologische Reaktionen im Körper? Welche Bedeutung haben diese Schwingungen für die Funktion unserer Zellen?

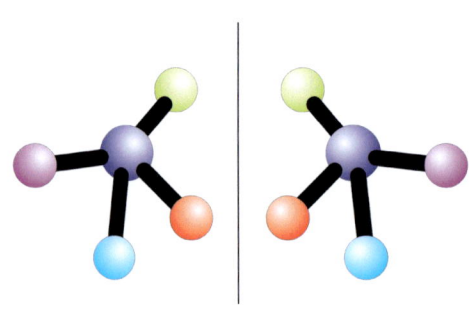

Abb. 5: Chiralität: Chemisch identische Moleküle unterscheiden sich durch die räumliche Anordnung der Atome (z. B. »spiegelbildlich«).

Nicht nur Wasser kann Informationen in Form elektromagnetischer Schwingungsmuster aufnehmen, speichern und wieder abgeben. Alle organischen Biomoleküle wie Aminosäuren, Zucker und Nukleotide haben dieses Potenzial. Offenbar spielt die »Händigkeit« (vgl. Chiralität) dabei eine große Rolle. Fast alle räumlich asymmetrischen Moleküle können in zwei »spiegelbildlichen« Formen vorliegen und decken sich dabei quasi identisch. Wir kennen das von Joghurts mit »rechtsdrehender« oder »linksdrehender« Milchsäure. Chemisch sind die beiden Milchsäuren vollkommen gleich, nur die räumliche Struktur

---

4 C. W. Smith: Elektromagnetfeld- und Bioresonanzeffekte im lebenden Organismus, Erfahrungsheilkunde, S. 237, 4, 1993.

ist »gegenteilig« (so wie ein rechter und linker Handschuh). In lebenden Organismen wird eine von beiden Drehrichtungen bevorzugt und nur diese kann im Stoffwechsel verwertet werden. Diese asymmetrischen Moleküle haben nicht nur eine hohe Speicherkapazität, sie bilden auch große schraubenförmige Riesenmoleküle.

Eine besondere Rolle kommt hier dem spiralförmigen Riesenmolekül der **DNS** (Desoxyribonukleinsäure) zu, deren Basensequenz unser gesamtes genetisches Potenzial codiert. Die räumliche Struktur der DNS wirkt offenbar wie eine »Mini-Antenne«, über welche die Zelle mit Nachbarzellen, aber auch mit räumlich weit entfernten Geweben kommunizieren kann.

Prof. Fritz-Albert Popp gebührt der große Verdienst, von Zellen ausgehende elektromagnetische Schwingungsmuster in Form von Lichtteilchen bzw. Lichtquanten (Photonen) nachgewiesen zu haben. Er nannte sie »**Biophotonen**«. Nach seinen Untersuchungen sind sie für einen geregelten Ablauf des Zellmetabolismus unerlässlich. In jeder Zelle finden pro Sekunde mehr als 10.000 biochemische Reaktionen statt. Und diese sind nicht chaotisch, sondern nach einem streng hierarchischen System geordnet. Chemische oder enzymatische Reaktionen wären für diesen Zweck viel zu langsam. Es ist nach Meinung von Prof. Popp nur vorstellbar, dass ein übergeordnetes elektromagnetisches Schwingungsfeld über Biophotonen alle Stoffwechselvorgänge steuert.

Wie soll die kleine Körperzelle aus Milliarden von Schwingungsinformationen ihrer Umgebung die für sie vorgesehenen Informationen herausfinden? Das Geheimnis heißt **Resonanz**, was Sie zum Beispiel aus der Musik und Akustik kennen. Es ist das gleiche Prinzip, mit dem ein Fernseher aus dem Angebot hunderter, parallel empfangener Sender/Programme die richtige, von Ihnen gewünschte Fernsehsendung aussucht. Oder ein Handy, das aus Millionen weltweiter Kommunikationen den richtigen Gesprächspartner findet. All das kann nur dann funktionieren, wenn die Frequenzmuster von Sender und Empfänger exakt in Resonanz gehen oder dementsprechend abgestimmt wurden. Und auch das kann die Natur schon lange.

Die Zellen kommunizieren untereinander und mit der Umwelt mittels »ultraschwacher« Signale. Einige Forscher vermuten, dass dafür ein einzelnes Photon schon ausreicht. Wenn jetzt das Empfängersystem der Zelle mit der hereinkommenden Information in Resonanz geht, kann dies eine ganze Kaskade von biochemischen Stoffwechselvorgängen auslösen. Das ist die reinste Form von »**Bio-Resonanz**«.

Viele bahnbrechende Experimente wurden mittlerweile veröffentlicht, die die Annahme von »materieloser« Kommunikation zwischen Mikroorganismen und Zellverbänden unterstützen.

Für die wissenschaftlich interessierten Leser folgen nun im Kontext angerissen einige bahnbrechende Experimente mit erstaunlichen Ergebnissen. Falls Ihnen dies zu langweilig oder zu kompliziert ist, können Sie die nächsten Absätze überspringen.

Ein japanisches Forscherteam experimentierte mit dem Bakterienstamm Bacillus carpophilus Kasumi. Dieser überlebte nur dann auf salzhaltigen Nährböden, wenn gleichzeitig Kohlenstoff hinzugegeben wurde. Nun wurde das Nährmedium geteilt und nur die eine Hälfte der Bakterienstämme erhielt den überlebenswichtigen Kohlenstoff. Zum großen Erstaunen der Wissenschaftler überlebte auch die andere Hälfte ohne Kohlenstoff und sogar dann noch, wenn die Bakterienkolonien mit einer Glas- oder Plastikwand voneinander getrennt waren. Die Autoren kamen zu dem Schluss, dass das Überleben der Bakterien ohne Kohlenstoff nur durch die »Übertragung lebenswichtiger Informationen auf physikalischem Wege« von der einen Bakterienkolonie zur anderen möglich war.[5]

In einem anderen Experiment wurden menschliche weiße Blutkörperchen durch die Substanz Phorbol-12-myristat-13-acetat dazu angeregt, schlagartig reaktive Sauerstoffverbindungen (ROS) freizusetzen. Diese Reaktion konnte in eindrucksvoller Weise auch dadurch ausgelöst werden, dass die immaterielle Information der Substanz anhand eines Audioverstärkers auf die Lösung mit den weißen Blutkörperchen übertragen wurde.[6]

Für die elektromagnetische Informationsübertragung im lebenden Organismus spielen neben den DNS-Molekülen offenbar auch die Zellmembranen eine große Rolle. Die Glukosekonzentration im Blut bewirkt an den Membranen von Zellen der Bauchspeicheldrüse (Langerhanssche Inseln) zunächst Schwingungen der Transmembran-

5 Michio Matsuhashi et al.: Studies on Carbon Material Requirements for Bacterial Proliferation and Spore Germination under Stress Conditions: A News Mechanism Involving Transmission of Physical Signals; Journal of Bacteriology, p. 688-693, 1995.

6 Y. Thomas et al.: Activation of human neutrophils by electronically transmitted phorbol-myristat acetate; Medical Hypotheses, 54(1), p. 33-39, 2000.

Potenziale, welche sich dann auf den Zellstoffwechsel auswirken und die Ausschüttung von Insulin veranlassen.[7]

Bereits 1979 konnten Nelson und Henkart zeigen, dass Mesenchymzellen auf äußere Stimuli mit drastischen Erhöhungen der Zellmembran-Potenziale reagieren. Die Schwingungen der Membran-Potenziale sind von Zelle zu Zelle übertragbar. Intrazellulär bewirken sie einen Anstieg der Konzentration von Kalzium-Ionen. Diese wiederum regulieren die Funktion und Struktur des »Zytoskeletts«, welches die Form einer Zelle erzeugt. Die Zellform steht in engem Zusammenhang mit den Stoffwechselvorgängen in der Zelle selbst.[8] Diese Arbeit beweist somit, dass die Schwingungsinformation der Zellmembranen ursächlich die gesamte Biochemie einer Zelle regulieren kann.

Im physikalischen Institut der Universität Marburg wurden Experimente durchgeführt, welche die ausschlaggebende Bedeutung der »Eigenschwingung« aller zellulären Membransysteme beweisen. Die ATP-Synthase ist ein Membranprotein (Enzyme), welches ADP (Adenosindiphosphat) in das Energie-Speichermolekül ATP (Adenosintriphosphat) umwandelt. Beim Einströmen von Protonen durch die Zellwand werden Teile der ATP-Synthase in Rotation versetzt. Da dieses Molekül teilweise bis ins Zytoplasma (Zellflüssigkeit) hineinragt, wird auch dies in eine Strömungsbewegung versetzt. Sie bilden damit ein biologisches Schwingungssystem und der Protonenfluss erzeugt über Ladungsströme ein elektromagnetisches Feld. Hier haben wir ein Beispiel dafür, wie lebende Organismen bioelektrische Felder erzeugen können.

Die Bedeutung dieser Mechanismen wird experimentell an der Embryogenese deutlich. Beim Wegfall der oben genannten Rotationssysteme kommt es zu Fehlentwicklungen wie die rein zufällige Verteilung von Organen im Organismus.[9]

Diese Beispiele von Grundlagenexperimenten renommierter Wissenschaftler und Institute weltweit sollen zeigen, dass die Erforschung elektromagnetischer Steuerfrequenzen im Organismus schon lange keine »Außenseiter-Forschung« mehr ist und sich die Beweise

---

7   E.K. Matthews and M. D. L. O'Connor: Dynamic Oscillations in the Membrane Potential of Pancreatic Islet Cells; Journal of Experimental Biology, 1979. Vol. 81, 75-91.

8   P. G. Nelson and M. P. Henkart: Oscillatory Membrane Potentials Changes in Cells of Mesenchymal Origin: The Role of an Intracellular Calcium Regulating System; Journal of Experimental Biology, 1979. Vol. 81, 49-61.

9   P. Lenz, Fachbereich Physik: Biologische Motoren, Physik Journal, 2004. Nr. 6, 41-46.

häufen, dass elektromagnetische Schwingungs-Informationen eine wichtige Rolle im Zellstoffwechsel und in der Zellkommunikation spielen. Andere Wissenschaftler weisen darauf hin, dass neben den elektromagnetischen Schwingungen auch andere noch nicht näher erforschte Schwingungs-Informationen eine zusätzliche Rolle spielen könnten.

Diese Forschungsergebnisse sind die Grundlagen für Erklärungsmodelle von physikalischen Schwingungstherapien wie Homöopathie und Bioresonanz. Wenn es gelingt, durch geeignete Impulse das übergeordnete »Lebens-Schwingungsfeld« zu beeinflussen, können wir dadurch auch die biochemischen Vorgänge im Organismus ändern.

Ein Vergleichsmodell mit der allseits bekannten Computertechnik soll diese Mechanismen abschließend für wissenschaftlich weniger involvierte Leser verdeutlichen:

Stellen Sie sich vor, der Körper wäre ein Computer. Auf der Festplatte (Gedächtnis) sind die Programme für alle biochemischen Reaktionen von Stoffwechsel, Hormon- und Immunsystem gespeichert. Durch die Verbindung zum Internet (Außenwelt) kommt es immer wieder zu Infektionen mit Computerviren, das heißt Parasitenprogramme, die die ordnungsgemäße Funktion der Festplatte stören oder lahmlegen können. Ein gutes Anti-Viren-Programm mit regelmäßigen Updates (Immunsystem) wehrt die meisten Gegner problemlos ab. Doch manchmal versagt das Abwehrsystem und die Fehlfunktionen sind unübersehbar. Am sinnvollsten wäre nun ein geeignetes, passendes »Gegen-Programm«, das die Funktionsstörung behebt und das Computervirus-Programm »löscht« oder »eliminiert«. Im schlechtesten Fall stürzt das ganze System ab. Dann hilft nur noch die (Computer-)Klinik mit Hardware-Austausch als medikamentöser oder chirurgischer Eingriff.

Nehmen wir als Beispiel einen Heuschnupfen-Patienten. In seinen Körperzellen ist das »Allergieprogramm« gespeichert: »Birkenpollen verursachen Niesreiz«. Wenn es uns jetzt gelingt, durch ein geeignetes »Gegenprogramm« (s. einen positiven Computer-Anti-Virus) dieses »Störprogramm« zu »löschen«, dann wird bei erneutem Kontakt zu Birkenpollen kein Niesreiz mehr auftreten. Ein sicher sehr vereinfachtes, aber leicht verständliches Modell: Die »Hardware« des »Körper-Computers« stellt die Moleküle der Körperzellen dar, die »Software« das übergeordnete, elektromagnetische Schwingungsfeld mit seinen eingespeicherten Programmen. Krankheitskeime, Giftstoffe, Fehlfunktionen des Stoffwechsels oder des Immunsystems verursachen »Störprogramme«, welche zu (im

Beispielsfall scheinbar unsinnigen) körperlichen Symptomen führen. Die Eliminierung des Störprogramms durch einen passenden, »positiv« in Resonanz gehenden, elektromagnetischen Impuls kann die Eigenregulation des Organismus wieder in Kraft setzen und dem Körper zur Gesundung verhelfen.

Jetzt müssen wir nur noch wissen, wie es technisch gelingt, solche elektromagnetischen »Heilimpulse« zu erzeugen.

In den letzten hundert Jahren kam es durch revolutionäre Grundlagenforschungen zu einer Korrektur des früheren Weltbildes der klassischen Physik und Chemie. Schwingungsinformationen spielen nunmehr in allen materiellen und auch biologischen Systemen eine wichtige Rolle und scheinen sogar eine übergeordnete Steuerfunktion zu erfüllen. Hieraus lassen sich Erklärungsmodelle alternativer Heilverfahren wie Homöopathie und Bioresonanz ableiten.

Ungewöhnliche Medizintechnik

Die Funktionsweise eines Bioresonanzgerätes

Seit der Idee von Dr. Morell war das Wirkprinzip klar: Elektromagnetische Informationen vom Patienten oder einer Substanz werden über Elektroden aufgenommen, im Bioresonanzgerät »moduliert« und dann auf den Patienten oder einen Informationsträger »aufgeschwungen«. Das erste Mora-Gerät war noch relativ einfach aufgebaut: Die eingehenden Informationen wurden durch Phasenverschiebung moduliert, verstärkt und über einen der acht anwählbaren Frequenzbereiche (niedrige Frequenzen »Tiefpass« oder hohe Frequenzen »Hochpass«) aufgeschwungen. Die technische Weiterentwicklung einerseits und die immer notwendiger werdende, differenziertere Behandlungsstrategie mehrfach belasteter Patienten andererseits führte zu technisch immer ausgefeilteren Geräten. Am Beispiel des Bicom Bioresonanzgerätes sollen hier die wichtigsten technischen Details erörtert werden.

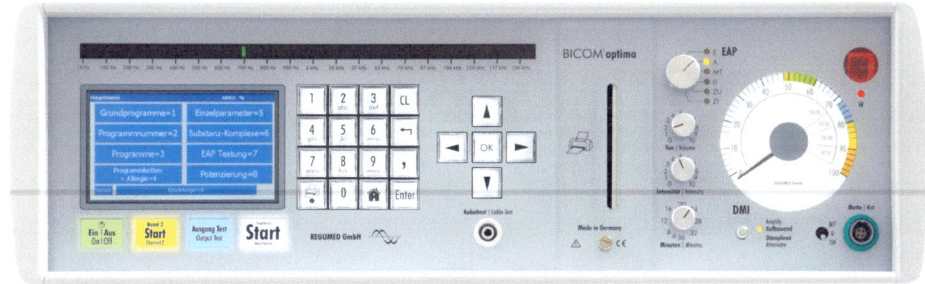

Abb. 6: Ein modernes Bioresonanztherapiegerät – Bicom Optima.

Wissenschaftliche »Experten«, die das Bicomgerät mit ihren Messinstrumenten untersuchten, waren sich einig: Das Gerät ist eine »Blackbox«, es geht nichts hinein und es kommt nichts heraus. Frei nach der Meinung: »Was ich nicht messen kann, das gibt es auch nicht!« Ein solches Vorgehen erinnert an den Fischer, der mit seinem Fischernetz mit 10 cm Maschenbreite im See fischt und nichts fängt. Seine Aussage: »Es gibt keine Fische in diesem See!«, da er die Tausende weniger als 10 cm großen Fische nicht fangen konnte, erscheint uns mehr als lächerlich. Deswegen scheinen einige Expertenmeinungen diesbezüglich eher naiv und vor allem unwissenschaftlich. Tatsächlich sind die elektromagnetischen Schwingungsinformationen, mit denen das Gerät arbeitet, von ihrer Stärke so gering, dass sie im allgemeinen »Grundrauschen« untergehen und mit den heute gewöhnlich zur Verfügung stehenden Instrumenten (noch) nicht gemessen werden können. Aufgrund ihres spezifischen Frequenzmusters kann der Körper sie trotz ihrer geringen Stärke erkennen und darauf reagieren. Unser Körper ist das »sensibelste« Messinstrument, das wir kennen.

Eine weitere Fehleinschätzung der Bioresonanzmethode wird aus der folgenden oft gestellten Frage ersichtlich: »Wie kann das Gerät erkennen, was ich habe und mich dann richtig behandeln?« Das Gerät kann natürlich nichts erkennen, es ist genauso dumm wie jeder Computer. Es kann nur hereinkommende Informationen nach Anweisung des Therapeuten modulieren und weitergeben. Vergleichen Sie es mit einem Spiegel. Ein Spiegel reflektiert alle hereinkommenden Lichtteilchen (Photonen), ohne sie vorher »analysiert« zu haben. Je nach Färbung, Form und Krümmung des Spiegels kann das reflektierte Bild verändert (moduliert) werden. Nun folgen ein paar Einzelheiten für die technisch interessierten Leser.

Die Modulation der in das Gerät hineinkommenden Frequenzmuster (»Eingang« des Gerätes) wird durch ein spezifisches **Therapieprogramm** vorgegeben. Jedes Therapieprogramm ist definiert durch bestimmte Parameter: eine Therapieart, einen »Bandpass« (selektiertes Frequenzband), die Verstärkung (Amplitude) und die Therapiezeit. Die Wirkung eines Programms im Organismus kann nicht immer »logisch« aus den Parametern abgeleitet werden. Alle abgespeicherten Programme wurden »empirisch«, das heißt durch Austesten, Beobachtung und Erfahrung entwickelt.

Die »**Therapieart**« beschreibt, auf welche Art und Weise die hereinkommenden Frequenzmuster moduliert werden: mit oder ohne »Phasenverschiebung«, alle zusammen oder durch einen »Separator« selektiert?

Bei der **Therapieart »A«** (»**Alle unverändert**«) bleibt die hereinkommende Welle »in Phase«, das heißt, das »Grundmuster« der Schwingung bleibt erhalten. Würde man die hereinkommenden und herauskommenden Wellen übereinanderlegen, zeigte sich prinzipiell das gleiche »Wellenmuster«. Im Grunde genommen wird damit das körpereigene oder substanzeigene Schwingungsmuster »unterstützt«. Hiermit können physiologische Organfunktionen energetisch verbessert oder die Information »positiv«

wirkender Medikamente (Homöopathika, Organtherapeutika, Phytotherapeutika usw.) »aufgeschwungen« werden. Für pathologische Informationen kann die Therapieart »A« auch zur »Provokation« verwendet werden, z. B. bei »reaktionsblockierten« Patienten oder zur Detektion von Restbelastungen durch Erreger und Giftstoffe (Toxine).

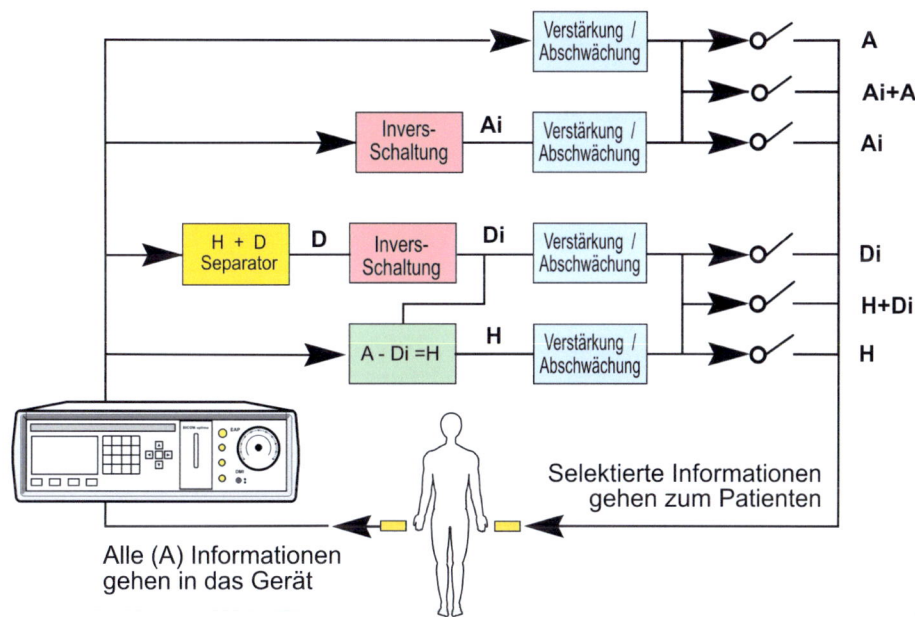

Therapiearten:

A = Alle Frequenzmuster nicht invertiert
Ai = Alle Frequenzmuster invertiert
Ai+A = Beide Anteile Ai+A im rhythmischen Wechsel
D = Pathologische Anteile
Di = Nur die pathologischen Anteile invertiert
H = Nur die physiologischen Anteile
H+Di = Die physiologischen Anteile und die invertierten pathologischen Anteile

Abb. 7: Die Therapiearten eines Bicom Bioresonanzgerätes.

31

Bei der **Therapieart »Ai«** (**»Alles invertiert«**) wird technisch eine »Phasenverschiebung« um 180 Grad erzeugt. Die hereinkommenden Frequenzmuster werden **»invertiert«**, das heißt, die hinausgehenden Schwingungen stehen spiegelbildlich »auf dem Kopf«. Aus »minus« wird »plus«, aus »plus« wird »minus«. Überlagert man die hereinkommenden und herauskommenden Wellen, so ergibt sich genau das gegenläufige Frequenzmuster. Man hat anfangs geglaubt, durch »Interferenz« dieser Schwingungen würden die pathologischen Frequenzen im Körper »gelöscht«, und das wäre eine Erklärung für die Wirkung der Bioresonanz. Diese Theorie ließ sich jedoch wissenschaftlich nicht halten. Heute geht man eher davon aus, dass hier die Informationsspeicherung in den Wasserclustern verändert wird. Die Therapieart »Ai« wird unter anderem zur Behandlung gestörter Organfunktionen, zur Therapie von Allergien und Unverträglichkeiten und zur Ausleitung von Toxinen und Krankheitserregern eingesetzt.

Nun gibt es im Bicom Gerät noch einen **Separator**, ein biologisches Filtersystem für Frequenzmuster. Dieser Filter kann zwei »Grundmuster« von Schwingungen voneinander trennen: »physiologische« und »pathologische« Frequenzmuster. Die eher regelmäßigen, geordneten, »gesunden« oder »physiologischen« Frequenzmuster wurden früher umgangssprachlich als »harmonisch« bezeichnet, daher die Bezeichnung »H«. Merke auch: **»H«** wie das englische Wort »Health« (Gesundheit). Demgegenüber nannte man die eher unregelmäßigen, chaotischen, »ungesunden« oder »pathologischen« Frequenzmuster »disharmonisch« und bezeichnete sie mit dem Buchstaben **»D«**. Denken Sie auch an das englische Wort »Disease« (Krankheit).

Es gibt die Möglichkeit, die **Therapieart »H«** allein zu applizieren. Der Patient erhält nur physiologische Schwingungen, die pathologischen sind herausgefiltert. Auf dieser Basis gibt es »aufbauende« Programme für energetisch erschöpfte und stark belastete Patienten.

Bei der **Therapieart »Di«** (**»D invertiert«**) werden nur die »pathologischen« Frequenzmuster appliziert. Indikationen sind unter anderem die Behandlung von Störfeldern, akuten Belastungen und Infektionen durch Krankheitserreger.

Die **Therapieart »H + Di«** kombiniert diese beiden Funktionen. Die »physiologischen« Schwingungen werden unverändert, evtl. verstärkt durchgelassen, während die »pathologischen« Schwingungen invertiert appliziert werden. Dies ist eine sehr schöne energetische »Harmonisierung«, die bei den verschiedensten indikationsbezogenen Programmen Anwendung findet.

Eine Besonderheit ist die **Therapieart »Ai – A«**. Hierbei wird während der »Ai«-Therapie in regelmäßigen Zeitabständen für einige Sekunden die »A«-Funktion dazwischen geschoben. Der Sinn ist eine »energetische« Provokation, die sich bei Regulationsblockaden und Resttoxin- oder Erregerbelastungen bewährt hat.

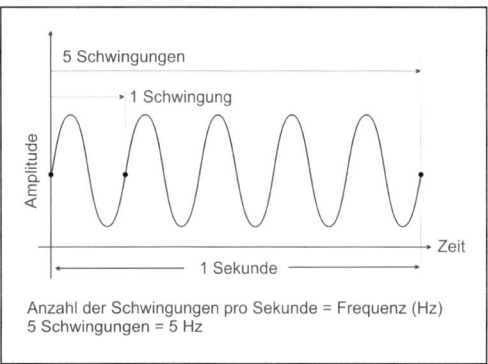

Abb. 8: Parameter einer Welle (z. B. einer elektromagnetischen Schwingung).

Ein wichtiger Parameter für die Bioresonanztherapie ist der **Frequenzbereich**. Hierdurch wird eine spezifische »Wellen-Funktion« beschrieben. Wenn man einen Stein ins Wasser wirft, entstehen an der Wasseroberfläche kleine Wellen, die sich kreisförmig nach außen ausdehnen. Der Abstand zwischen den kleinen Wellenbergen ist die **Wellenlänge**. Zählt man nun die Wellen, die pro Sekunde ans Ufer schlagen, hat man die **Frequenz**. Sie wird in **Hertz** gemessen; eine Welle pro Sekunde sind ein Hertz, zehn Wellen pro Sekunde zehn Hertz usw.

Die Frequenz ist umgekehrt proportional zur Wellenlänge. Lange Wellen haben eine niedrige Frequenz, Schwingungen mit kurzer Wellenlänge haben hohe Frequenzen. Das gilt auch für Schallwellen und für elektromagnetische Schwingungen. Das Schwingungsspektrum elektromagnetischer Wellen besteht aus Frequenzen von unter 1 Hz bis 10^{23} Hz[10]. Unser Auge kann aus diesem Spektrum nur das sichtbare Licht von 384 kHz (rote) und 789 kHz (violett) erfassen. Für niedrigere Wellenlängen wie Infrarot- und Radiowellen und höhere Wellenlängen von Ultraviolett- bis zur Röntgenstrahlung werden spezifische Messinstrumente benötigt. Auch unsere Erdatmosphäre wirkt wie ein Strahlenfilter und lässt nur zwei Längenwellen-Bereiche zu uns durch. Diese Bereiche werden nach ihrem Entdecker **Adey-Fenster** genannt.

---

[10] Gewöhnlich bezeichnet man die Wellenlänge ab dem UV-Bereich als Strahlen und die Wellenlängen unterhalb der IR-Strahlen als Wellen.

Wenn wir davon ausgehen, dass elektromagnetische Schwingungen (Biophotonen) für biologische Stoffwechselvorgänge eine übergeordnete Rolle spielen, müssen auch die entsprechenden Frequenzbereiche in der Therapie Berücksichtigung finden. Im Bicom Gerät werden seit Jahren die therapeutisch relevanten Frequenzbereiche zwischen 10 und 150 000 Hertz (150 kHz) angewandt. Damit konnten erstaunliche therapeutische Erfolge erzielt werden. Aufgrund technischer Weiterentwicklungen mit modernster Elektronik konnte 2009 der Bandpass (ein schmaler Frequenzbereich, der die Informationen passieren lässt) auf den Bereich von 1 bis 10 Hertz erweitert werden (Bicom Optima).

Die Bedeutung der Tiefstfrequenzen sei an einigen Beispielen erläutert. Unser Gehirn arbeitet überwiegend im Niederfrequenzbereich. Mit dem EEG (Elektroencephalogramm) lassen sich Betawellen (14–30 Hz), Alphawellen (7,5–14 Hz), Thetawellen (3–7 Hz) und Gammawellen (0,5–3 Hz) ableiten. In Meditations- und Schlafphasen treten gehäuft sehr niedrige Frequenzbereiche auf. Niedrige Frequenzen werden auch in der Erd-atmosphäre leicht fortgeleitet. Die unteren Atmosphärenschichten wirken dabei wie ein »Hohlraum-Resonator«. Ein für das Leben auf der Erde wichtiger Frequenzbereich sind die nach ihrem Entdecker benannten **Schumann-Wellen** von 7,5 bis 7,8 Hz. Die ersten Astronauten im Weltall bekamen gesundheitliche Probleme, weil ihnen diese wichtigen Frequenzbereiche fehlten. In den modernen Raumstationen befindet sich deshalb immer ein Schumann-Frequenz-Generator.

Nun zurück zum Bicom Gerät. Die Anwendung tiefer Frequenzen brachte einen deutlichen Fortschritt in der Anwendung der Bioresonanz. Das Bicom Optima hat etwa 150 neue Programme im Tiefstfrequenzbereich. Bei einigen Therapien wird das gesamte Frequenz-spektrum der in das Gerät hineinkommenden Informationen »gleichzeitig« moduliert und als Therapiesignal wieder zurückgeführt. Dies geschieht über die Geräteeinstellung: **»Alle Frequenzen«** oder **»Ohne Bandpass«.**

Oft ist es jedoch sinnvoll, das gesamte Frequenzspektrum nicht »gleichzeitig«, sondern »nacheinander« zu therapieren. Hierbei durchläuft ein schmaler Bandpass das ganze Frequenzspektrum von 10 Hz (beim Bicom Optima 1 Hz) bis 150 kHz von unten nach oben und wieder zurück. Dies hat einen entscheidenden Vorteil. Prof. Smith und Mitarbeiter fanden heraus, dass der Körper auf »passende« Therapiesignale innerhalb von Bruchteilen von Sekunden in Resonanz geht, während »nicht passende« Frequenzen wesentlich längere Einwirkzeit benötigen, um wirksam zu werden. Bei diesem **»Durchlaufenden Band-**

pass« oder »**Frequenzdurchlauf**« werden durch das kurze »Antippen« der wirksamen Frequenzbereiche die optimalen Therapiesignale sozusagen schon herausgefiltert. Diese Einstellung wird unter anderem bei »Grundtherapien« und bei der Testung und Therapie über spezifische Testampullen verwendet.

Für spezifische Krankheitsbilder ist die Behandlung mit einem sehr engen Frequenzbereich (Einstellung **manuell**) oft noch wirksamer. Nicht nur Organe, Gewebe und Meridiane, auch Krankheitserreger und krankheitsbedingte Veränderungen durch akute oder chronische Entzündungen haben ihren ganz spezifischen Frequenzbereich, in dem die Signale »gesendet« werden. Durch Testung oder Erfahrung kann der entsprechende Bandpass angewählt werden, sodass erkranktes Gewebe durch Resonanz optimal auf diesen Impuls reagieren kann.

Unter **Bandpass** versteht man eine technische Einrichtung, die nur einen kleinen Frequenzbereich aus dem gesamten Frequenzspektrum durchlässt. Es wird im Gerät eine »Mittenfrequenz« eingestellt und der **»feststehende schmale Bandpass«** lässt nur diese Frequenz mit einer Toleranz von 4,5 % nach oben und unten »passieren«. Legt man auf einen größeren Frequenzbereich um die Mittenfrequenz Wert, so kann mit der Einstellung **»Wobbelnder schmaler Bandpass«** eine größere Toleranz von ca. 20 % erreicht werden.

Der Parameter **»Verstärkung«** beschreibt die »Amplitude« der Schwingung, das heißt die »Höhe des Wellenberges«. Beim Radio würde das dem Lautstärkeregler entsprechen. Bei zu geringer Lautstärke hören wir nichts und zu hohe Lautstärken sind für unser Trommelfell auch nicht gerade angenehm. Genauso wie es einen optimalen Bereich für die Lautstärke von Musik gibt, reagieren die Zellen auch am besten auf eine bestimmte »Signalstärke« elektromagnetischer Schwingungen. Zu geringe Impulse haben keine Wirkung, zu starke Impulse blockieren die Stoffwechseltätigkeit. Im Bicom Gerät bedeutet die Verstärkung 1, dass die Amplitude der herauskommenden Schwingung genau der der hereingekommenen Information entspricht. Technisch ist eine Absenkung der Verstärkung bis 0,025 (bei »H« bis 0,1) und eine Erhöhung der Amplitude bis 64 (»H« bis 12,5) möglich. Die meisten krankheitsspezifischen Programme sind auf eine **»Konstante Verstärkung«** programmiert.

Die Ausleitung von Toxinen, Krankheitserregern, Unverträglichkeiten und Allergien verlangt oft eine Behandlung auf mehreren Verstärkungsstufen. Es gibt im Bicom Gerät deshalb auch die Möglichkeit einer »**Verstärkungsstufenanhebung und -absenkung**«. Dabei wird in einem bestimmten Zeitintervall (z. B. eine Minute) die Verstärkung »automatisch« auf die doppelte bzw. halbe Amplitude hoch- oder heruntergeschaltet.

Der »Verstärkungsdurchlauf« gibt die Möglichkeit, die verschiedenen Verstärkungen nicht »stufenweise«, sondern »kontinuierlich« zu therapieren. Dadurch werden eventuell notwendige »Zwischenstufen« mit erfasst. Beim »**Aufsteigenden Verstärkungsdurchlauf**« steigt die Verstärkung bis zur angewählten Obergrenze (max. 64) langsam an, fällt sofort wieder auf den Ausgangswert, steigt wieder an usw. Das gibt ein »sägezahnartiges« Verstärkungsmuster. Beim »**absteigenden Verstärkungsdurchlauf**« (nur bei Bicom Optima) wird die Verstärkung von oben nach unten abgesenkt. Bei der Einstellung »H + Di« gibt es einen »**Reziproken Verstärkungsdurchlauf**«, das heißt, die Therapieart »Di« steigt an, während die »H«-Information gleichzeitig »gegenläufig« also »reziprok« abnimmt. Beim »**Auf- und Absteigenden Verstärkungsdurchlauf**« ist die Folge der Verstärkungsveränderungen immer abwechselnd ansteigend und absenkend. Auch diese Varianten haben sich vor allem bei der Allergietherapie bewährt.

Die Therapiesignale können »**kontinuierlich**« oder in Form einer »**Intervalltherapie**« appliziert werden. Bei der letzteren werden in regelmäßigem Rhythmus kleine Pausen eingebaut, sodass sich die Zellen kurz »erholen« und die weiteren Signale möglicherweise besser »verarbeiten« können.

Die »**Therapiezeit**« der eingespeicherten Programme entspricht einem »durchschnittlichen« Patienten. Sie kann bei Bedarf abgekürzt oder verlängert werden. Bei Kindern ist oft die halbe Therapiezeit ausreichend.

Im Bicom Gerät können drei unterschiedliche Therapieprogramme (im Bicom Optima sechs) eingegeben werden, die dann automatisch hintereinander appliziert werden. Es gibt Empfehlungen von Therapieprogramm-Kombinationen für die häufigsten Indikationen bei Menschen und Tieren. Im Bicom Optima sind solche Kombinationen als »**Programmketten**« bereits vorgegeben, was die praktische Durchführung erleichtert.

Zu den bewährten Therapiekombinationen gehörten auch die **Nichtraucherbehandlung,** das **Abnehmprogramm** und einige **Wellnessanwendungen.**

Eine eigenständige Behandlungsstrategie ist die »**Analog-Potenzierung**« von Substanzen. »Potenzierung« ist ein Begriff aus der klassischen Homöopathie. Gemeint ist die schrittweise Verdünnung und Verschüttelung einer Substanz, meist in einer Alkohol-Wasser-Lösung. Damit wird der materielle Anteil immer kleiner, energetisch wird die Substanz aber zu einem sehr wirkungsvollen Arzneimittel. Als Wirkprinzip werden die zuvor beschriebenen Wasser-Cluster-Verbindungen vermutet. Durch spezielle Programm-Parameter kann die energetische »Struktur« einer Potenzierung über das Bicom Gerät imitiert werden. Die jetzt »beschwungene« Minerallösung besitzt eine »vergleichbare« Eigenschaft wie die entsprechende Potenzierungsstufe. Es ist zwar keine »echte« Potenzierung, hat aber sehr ähnliche Wirkungen und wird deshalb »Analog-Potenzierung« genannt. Analog-Potenzierungsstufen von D3 bis D1000 sind möglich. Als Ursubstanz kommen körpereigene Sekrete (Blut, Harn, Eiter, Stuhl…), Medikamente, Toxine und Erreger zur Anwendung.

Für die Informationsübertragung vom Patienten in das Bicom Gerät (Eingang) werden spezielle elektrisch leitende **Elektroden** verwendet. Sie sollten möglichst direkten Kontakt zu Haut oder Schleimhäuten haben. An dieser Stelle soll noch mal darauf hingewiesen werden, dass in den Kabeln zwischen Elektroden und Gerät **kein Strom** fließt. Es gibt flache Metallelektroden für Hände und Füße, zylinder- und kugelförmige Elektroden, spitz zulaufende Elektroden für Zähne und Akupunkturpunkte. Für Rumpf und Gelenke werden unterschiedlich große, flexible Elektroden, für Augen und Nase eine Lochbrillen-Elektrode verwendet. All diese Elektroden können auch am Geräteausgang, also für die Informationsübertragung vom Gerät auf den Patienten, verwendet werden.

Meist wird jedoch hier die **Modulationsmatte** benutzt. Es ist eine spezielle Ausgangselektrode mit einem Mikro-Magnetfeld. Dieses Magnetfeld hat eine sehr geringe Feldstärke (geringer als das Erdmagnetfeld) und kann deshalb auch bei Herzschrittmacher-Patienten benutzt werden. Es hat jedoch eine sehr große Eindringtiefe und eine sehr potente biologische Wirkung auf alle Gewebe und Organe. Die leicht durchblutungsfördernde Wirkung ist erwünscht, jedoch bei Patienten mit akuten Blutungen kontraindiziert. Die Modulationsmatte hat zwei Funktionen, die voneinander unabhängig sind und deshalb bei Bedarf auch getrennt angewendet werden können. Die Hauptaufgabe ist die Umwandlung der im Ausgang modulierten Therapieinformationen auf das Mikro-Magnetfeld zum Aufschwingen auf den Patienten (»**BMF**« – BICOM Magnet-Frequenzmuster).

Die zweite, davon unabhängige Funktion der Modulationsmatte ist die »**Dynamische Mikromagnetfeld-Impuls-Therapie**« (**DMI**). Hierbei wird ein »externes«, vom Patienten unabhängiges Magnetfeldmuster appliziert, sozusagen als energetische »Vorbereitung« des Terrains. Erschöpfte Patienten erhalten mit der Einstellung »**aufbauend**« ein Frequenzmuster, welches sich von niedrigen Frequenzen und Verstärkungen zu hohen Frequenzen und Verstärkungen ändert, sowie die Information der energetisierenden Edelsteine »Rubin« und »Feueropal«. Patienten mit »Über-Energie« kann mit der Einstellung »**dämpfend**« geholfen werden. Hier werden die Frequenzmuster von hohen Frequenzen und Verstärkungen »heruntergeschaltet« und die Information der Edelsteine »Onyx« und »Schwarzer Turmalin« appliziert.

Die Gesamtinformation, welche über die Modulationsmatte läuft, kann gleichzeitig über ein **Chip-Speichergerät** auf einen **Metallchip** übertragen werden. Dieser wird dem Patienten für die therapiefreien Tage zur »Verlängerung« der Behandlung am Körper aufgeklebt. Auch **Minerallösungen und Hautöle** können die Therapieinformationen »speichern« und werden gerne als Zusatz zur Therapie verwendet.

Wichtig sind noch die **Becherelektroden**. In den **Eingangsbecher** kommen bei organ- oder krankheitsbezogenen Therapieprogrammen körpereigene Sekrete. Je nach Indikation wird Blut, Urin, Speichel, Sputum, Ohrenschmalz, Haare, Nägel, aber auch Wundabstriche, Eiter, Operationsmaterial, herausgezogene Zähne usw. verwendet. Die Information dieser Sekrete unterstützt die Therapiewirkung erheblich. In den Eingangsbecher kommen jedoch auch Substanzen, die für die Therapie benötigt werden, entweder »unterstützende« Medikamente, Organ- oder Meridianampullen oder »pathologische« Informationen wie Ampullen von Toxinen, Krankheitserregern und Allergenen.

Es besteht auch die Möglichkeit, den Eingang des Bicom Gerätes an einen PC oder Laptop anzuschließen und die physiologischen oder pathologischen Substanzen dem Gerät in **digital abgespeicherten Frequenzmustern** anzubieten (z. B. über die »Multisoft«-Software). Die Qualität dieser digitalen Informationen entspricht der von Testampullen. Auf diese Weise kann eine große Anzahl an Substanzen sehr schnell und elegant »per Knopfdruck oder Maustaste« getestet werden. Die relevanten Belastungen können über ein »Pilotprogramm« computergesteuert auch direkt therapiert werden. Eine wunderbare Lösung für Computerfreaks. Das **Multisoft-Software-Programm** hat über 6.000 Testsubstanzen digital abgespeichert.

BICOM Multisoft

Ursachenbezogener Basistest	BICOM-Einstellung
Übersichtstestung Belastungen	Therapie
Physikalische Belastung	Therapieprogramme
Fokaltoxikosen	Individual-Therapie
Immunologie	Potenzierungs-Programme
Toxikologie	EAP-Testung
Allergie	Test durchführen
Orthomolekulare Substanzen	Auswertung Liste
Miasmen	Auswertung Grafik
Indikationsbezogener Basistest	Differenzen links / rechts
Übersichtstestung Organbereiche	Differenzen vorher / nachher
Pathogene nach Fachbereichen	Auswertung Quadranten
Dermatologie	
Gastroenterologie	Kombinierte Testtechnik
Hämatologie / Immunologie	5 Funktionskreise Human
HNO	5 Funktionskreise Pferde
Kardiologie / Pulmonologie	5 Funktionskreise Hunde
Infektionen	5 Funktionskreise Katzen
Nephrologie	Allergische Belastungen
Neurologie	Inhalationsallergene
Ophthalmologie	Parasiten / Umweltbelastung
Onkologie	E-Stoffe
Orthopädie	Impfungen / Metalle
Pädiatrie	Bakterien
Stoffwechsel	Viren / Pilze
Urologie / Gynäkologie	Patienten-Stammdaten

Abb. 9: Bicom Multisoft.

Das neue Bicom Optima besitzt zusätzlich einen **zweiten Eingang** mit einer speziellen **Wabe** als Eingangsbecher. Über diesen Kanal können über ein »A«-Programm **gleichzeitig** stabilisierende Frequenzmuster eingeschwungen werden, wie die Information von Organ- und Meridianampullen, Medikamenten, Probiotika, Farben und Edelsteinen, Blütenessenzen usw. Das bringt nicht nur eine deutliche Zeitersparnis, die Therapien sind dadurch noch intensiver und die Gefahr von Überreaktionen verringert.

Der Ausgangsbecher hat eine ähnliche Funktion wie das Chip-Speichergerät. Hier können Minerallösungen, Öle, Salben, neutrale Globuli, Medikamente usw. hineingegeben werden, die der Patient an therapiefreien Tagen zur Verlängerung und

Intensivierung der Behandlung nutzen kann. Zur Erinnerung: Durch die Clusterstruktur des Wassers können Flüssigkeiten Informationen speichern.

Am Beispiel des Bicom Bioresonanzgerätes werden die empirisch gefundenen Therapieprogramm-Parameter wie Therapieart, Frequenz und Verstärkung und deren biologische Wirkung erläutert. Für die Informationsübertragung werden speziell angepasste Elektroden genutzt.

Die Funktionsweise der Bioresonanzmethode

Therapeutische und praktische Anwendung

Eine Bicom Bioresonanz-Sitzung beginnt in der Regel mit der »Grundtherapie«. Bei diesem ersten Therapieschritt geht es noch nicht darum, ein spezifisches Gewebe, Organ oder eine Erkrankung zu behandeln. Es ist ein unspezifisches Programm, welches die Körperzellen für die weitere Therapie sensibilisiert und den »Resonanzboden« vorbereitet. Es soll in einem ersten Schritt etwas mehr »Ordnung« in das »Chaos« bringen. Die Grundtherapien sind deshalb auf »Verstärkungsdurchlauf« und »durchlaufenden Bandpass« programmiert. Das heißt, alle Frequenzbereiche zwischen 10 Hz und 150 kHz werden therapiert. Beim Bicom Optima können zusätzlich noch die Tiefstfrequenzen von 1 Hz bis 25 Hz behandelt werden. Eine Untersuchung mit Elektroakupunktur an einer Serie von Patienten hat gezeigt, dass allein schon durch die Grundtherapie signifikante Messwertverbesserungen an vielen Akupunktur-Punkten erreicht wurden. Das würde für eine Verbesserung des »Energieflusses« im Körper sprechen.

Bei **akuten Erkrankungen** wird nach der Grundtherapie meist eine **indikationsbezogene Folgetherapie** eingesetzt. Diese wird aufgrund bewährter Therapieempfehlungen oder nach Testung durch den Behandler ausgewählt. Es gibt fertige eingespeicherte Programme für akute Infekte, Entzündungen, Gelenk- und Rückenschmerzen usw.

Bei **chronischen Erkrankungen** ist es sinnvoll, nach einer Therapie-Systematik vorzugehen. Hierfür gibt es aufgrund der Erfahrungen und Vorgehensweisen langjähriger Anwender unterschiedliche Empfehlungen, die auf den entsprechenden Seminaren gelehrt werden. Im Rahmen mehrerer Therapiesitzungen werden schrittweise die verschiedenen energetischen Belastungen des Körpers behandelt. Dazu gehört die Beseitigung von Therapieblockaden (Strahlenbelastung, Narbenstörfelder, Wirbelsäulenblockaden), Funktionsverbesserung von Organen und Meridianen, Entgiftung und Toxinausleitung, die Therapie von Allergien und Unverträglichkeiten, die Ausleitung von Umweltgiften und Krankheitserregern und die Beseitigung von Störfeldern und Herden.

Eine der wichtigsten Therapieblockaden ist die **chronische Strahlenbelastung**. Dieses Thema ist in Presse und Wissenschaft immer noch sehr umstritten. Es häufen sich jedoch Berichte, die negative Wirkungen elektromagnetischer Felder beschreiben und vor gesundheitlichen Folgen warnen. Viele naturheilkundlich arbeitende Therapeuten haben schon lange erkannt, dass solche Strahlenbelastungen nicht nur bei der Auslösung oder Verschlimmerung einiger Krankheitsbilder eine Rolle spielen, sondern dass bei diesen Patienten regulative Therapiemethoden nicht so gut »greifen«. Es gibt sehr gute Bicom Programme, mit denen die Auswirkungen der Strahlenbelastung aufgehoben und damit die anschließenden Folgetherapien wirksamer werden. Damit ist die Ursache der Störung natürlich noch nicht behoben. Bei starken Beeinträchtigungen sollte ein Geobiologe hinzugezogen werden. In über 90 % der Fälle stellt der Schlafplatz das größte Problem dar.

In der aktiven Lebensphase über Tag befindet sich der Körper in einem Sympathikotonus und kann die uns mittlerweile überall umgebende Strahlenbelastung glücklicherweise relativ gut kompensieren. In der nächtlichen Ruhephase schalten wir auf einen Parasympathikotonus um, liegen acht Stunden und mehr auf der gleichen Stelle und jetzt sollen sich unsere Zellen vom Stress des Tages erholen. Aber wie können sie das, wenn sie in dieser Phase auch noch weiter »bestrahlt« werden?

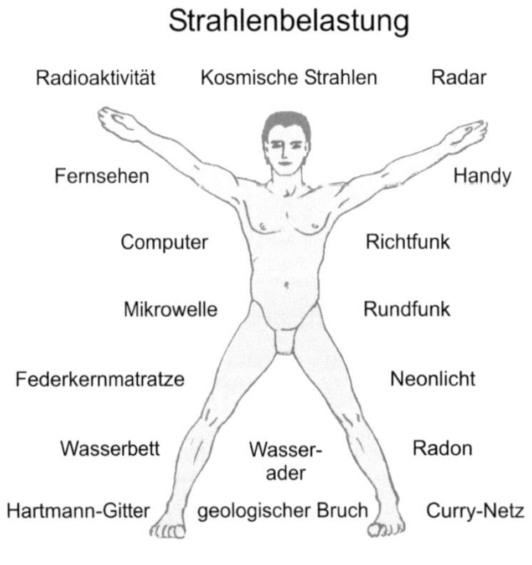

Strahlenbelastung

Abb. 10: Strahlenbelastungen können die Gesundheit beeinträchtigen und effektive Therapien behindern.

Es werden zwei große Gruppen von Strahlenbelastungen unterschieden: **Elektrosmog** und **Geopathie**. Unter »Elektrosmog« versteht man eine große Gruppe elektrischer, magnetischer und elektromagnetischer statischer oder gepulster Wechselfelder, die mittlerweile alle Bereiche unseres Lebens überschwemmt haben und denen wir nicht mehr aus dem Weg gehen können. Dazu gehören Computer, Fernseher, Radios, Handys und deren Funktürme, drahtloses Telefon, W-LAN und vieles mehr. Zur »Geopathie« zählen seit alters her Strahlung von Wasseradern, geologischen Brüchen, Kreuzungen von Gitternetzen (Hartmann, Curry,

Benker), Radon, kosmische Strahlung usw. Beide Arten von Strahlenbelastung können sich auf Dauer gesundheitsschädigend auswirken, wobei die individuelle Belastbarkeit sehr unterschiedlich ist. Während manche Patienten keine direkte Beeinträchtigung spüren, klagen andere schon nach kurzer Zeit über Schlafstörungen, Albträume, morgendliche Rücken- und Gelenkschmerzen usw.

Der Geobiologe hat die Aufgabe, »vor Ort« mit Rute und Messgeräten die Ursachen aufzuspüren, den Bettplatz zu verändern und geeignete »Entstörmaßnahmen« zu treffen. Ein interessantes Prinzip ist die »Schwingungs-Neutralisation«. Schon seit der Antike ist bekannt, dass die Schwingung einiger Halbedelsteine (Rosenquarz, Turmalin, Malachit u. a.) den Organismus vor dem Einfluss »schlechter Strahlen« schützen kann. Nach diesem Grundprinzip gibt es heute Mischungen von Mineralien, Metallen und Edelsteinen, abgepackt in Holzkugeln oder Säckchen. Diese Entstörungen können eine vorhandene Strahlung zwar nicht neutralisieren, sie können jedoch den Organismus so weit schützen, dass sich die nach wie vor vorhandene Strahlung nicht mehr negativ auswirkt. Der **»Biosafe«** ist eine nach diesem Prinzip präparierte und mit spezifischen Edelsteinmischungen gefüllte Holzkugel und wird von vielen Therapeuten zur energetischen »Raumstabilisierung« am Bioresonanz-Arbeitsplatz benutzt.

Narbenstörfelder sind ebenfalls wichtige Therapieblockaden. Narben bestehen aus bindegewebigem Füllmaterial, mit dem Defekte in Geweben und Organen überbrückt werden. Jede Narbe nach Operationen, Unfällen oder schweren Entzündungen kann grundsätzlich als Störfeld eine Rolle spielen. Bei der Geweberverletzung werden kleine Nerven und Blutgefäße beschädigt, auch Akupunktur-Meridiane werden in ihrem Energiefluss unterbrochen. Es kann zu lokalen Funktionseinschränkungen wie Bewegungsstörungen, Schmerzen und Sensibilitätsstörungen kommen. Auch »Fernwirkungen« werden immer wieder beobachtet. So kann eine störende Blinddarmnarbe Obstipation, Rückenschmerzen und Kniegelenksprobleme verursachen.

Die Narbenentstörung spielt seit Jahren in der »Neuraltherapie« eine große Rolle. Dabci werden Narben mit Procain oder einem anderen Lokalanästhetikum unterspritzt. Berühmt geworden ist das nach ihrem Entdecker bekannte »Huneke-Phänomen«, eine augenblickliche Besserung von Symptomen nach Unterspritzung eines Störfeldes. Als Wirkmechanismus wird die durch das Neuraltherapeutikum bewirkte Membran-Potenzial-Änderung der Zellmembranen vermutet.

Ein vergleichbarer Effekt kann durch die Bioresonanztherapie erreicht werden. Nach mehrfacher Anwendung werden die Narben dauerhaft entstört. Manche Patienten berichten schon allein durch die Narbenentstörung über eine deutliche Besserung ihrer Symptome. Eine Patientin klagte über starke Schmerzen und Bewegungseinschränkungen der linken Schulter nach einer Mammakarzinom-Operation. Nach den Bioresonanz-Narbenentstörungs-Programmen waren die Schmerzen fast weg und die Schulter konnte gut bewegt werden. Bei einem anderen Patienten besserte sich die Obstipation schlagartig nach der Entstörung der Blinddarmnarbe. Die Bioresonanz eignet sich besonders für Patienten, die Angst vor Spritzen haben und für Kinder. Die Behandlung der bei Frauen sehr häufigen und oft störenden Unterleibsnarben lässt sich mit Bioresonanz ebenso elegant und schmerzlos durchführen wie die Therapie von Narben am Auge. Nicht zu vergessen, dass nach schweren traumatisierenden Unfällen und Operationen nicht nur körperliche, sondern nicht selten auch »seelische Narben« zurückbleiben.

Über die Therapie mit körpereigenen oder positiven »externen« Schwingungs-informationen lässt sich die **Funktion von Organen und Geweben** günstig beeinflussen. Wenn die Theorie akzeptiert wird, dass alle biochemischen Organfunktionen von einem übergeordneten elektromagnetischen Feld gesteuert werden, kann man sich leicht vor-stellen, dass über eine positive »Modulation« dieses Schwingungsfeldes auch entsprechende therapeutische Effekte erreicht werden können. Jedes Gewebe und jedes Organ hat sein spezifisches Frequenzspektrum, ein krankes Organ »schwingt« anders als ein gesundes. Es ist auch – schwingungsmäßig – ein Unterschied, ob eine akute Infektion, eine chronische Entzündung, eine Autoimmunreaktion, eine Vergiftung, ein degeneratives Geschehen oder eine bösartige Entartung vorliegt. Auch Viren, Bakterien, Pilze und Parasiten können die Frequenzmuster verändern. Jedes Krankheitsgeschehen an jedem Organ hat sein ureigenstes »Schwingungsspektrum«. Diese Frequenzbereiche zu finden und damit den geeigneten »Gegen-Impuls« zu setzen, ist reine Empirie und mühselige Kleinarbeit.

Im Bicom 2000 gibt es ca. 400 verschiedene, frequenzbezogene Modulationsmöglich-keiten, im Bicom Optima noch 140 zusätzliche im Niederfrequenzbereich. Damit ergibt sich schon eine große Zahl an Behandlungsmöglichkeiten für die in der Praxis am häufigsten vorkommenden Indikationen. Eine weitere Therapieoption ist der Einsatz von »Organ-ampullen«. Diese enthalten »positive« Informationen der »gesunden« Organfunktionen. Sie werden über das Bicom Gerät »aufgeschwungen« und können die noch funktionierenden Stoffwechselvorgänge verbessern. Tatsächlich kann man beobachten, wie sich nach der Bicom-Therapie Laborparameter verbessern.

Wir haben Fälle von sich normalisierenden Transaminasen (Leberenzyme) bei Leber-erkrankungen und verbesserten Kreatinin-Werten bei Patienten mit Niereninsuffizienz dokumentiert. Auch eine Verbesserung der Parameter von Schilddrüsenhormonen wurde beobachtet.

Die **Meridian-Therapie** ist eine der ältesten Therapieoptionen. Wie oben aufgeführt, hat sich die Bioresonanzmethode aus der Elektroakupunktur entwickelt und diese wiederum aus der Jahrtausende alten traditionellen chinesischen Medizin. Nach der Vorstellung der alten Chinesen fließt die Lebensenergie »Chi« in geordneten Bahnen durch den ganzen Körper. Diese »Energiekanäle« wurden mit »Meridian« übersetzt, analog den Orientierungslinien auf dem Globus. Sie entsprechen keiner anatomisch eindeutig definierten Struktur und sind beim Sezieren von Leichen nicht auffindbar. Deshalb wird in der Schulmedizin die Existenz dieser Meridiane meist bezweifelt. Experimente an Universitätskliniken haben jedoch gezeigt, dass sich eine in bestimmte Akupunktur-Punkte injizierte radioaktive Substanz entlang dieser hypothetischen Meridiane ausbreitet. Als »Informations-Leiter« spielen möglicherweise elektrisch geladene, große Moleküle des Bindegewebes eine wichtige Rolle. Einige Meridianverläufe scheinen den Fasern unseres vegetativen Nervensystems zu folgen. Die Meridiane verbinden eine Reihe von Akupunktur-Punkten miteinander.

Histologische Untersuchungen konnten zeigen, dass sich an vielen »klassischen« Akupunktur-Punkten hohe Konzentrationen von vegetativen Nervenfasern befinden. Das könnte auch über spinale Reflexe und Rückkopplungen vom Gehirn die »Fernwirkung« vieler Akupunktur-Punkte erklären. Die Stimulation eines Punktes (z. B. Dickdarm 4) am Handrücken kann Kopfschmerzen und Nasenverstopfung lindern. Nach alt-chinesischer Vorstellung ist der Körper dann gesund, wenn die Energie durch alle Organe und Gewebe gleichmäßig und harmonisch fließt. Kommt es in bestimmten Meridianen zu einem Energiestau und in anderen zu einem Energiemangel können Krankheits-symptome auftreten. Durch die Stimulation bestimmter Akupunktur-Punkte durch Nadelung (Akupunktur), Massage (Akupressur), in jüngster Zeit auch durch Laser oder Bioresonanz, kann der gestörte Energieverlauf umgelenkt und der Krankheitsverlauf damit günstig beeinflusst werden.

Über die Elektro-Akupunktur kann die Messung des Hautwiderstandes an Akupunktur-Punkten auch diagnostisch als Hinweis für die Energie in den Akupunktur-Meridianen verwendet werden. In der klassischen Akupunkturlehre werden 14 Haupt-Meridiane beschrieben (oft nach Organen benannt), die man fünf **Elementen** oder **Wandlungsphasen** (Holz, Feuer, Erde, Metall, Wasser) zuordnen kann. Die chinesische Fünf-Elemente-Lehre ist sehr kompliziert und verlangt jahrelange Erfahrung. Aber keine Angst! Man muss nicht erst über Jahre chinesische Medizin studieren, um mit Bioresonanz arbeiten zu können. Durch energetische Testung und ein paar Grundregeln lassen sich einige wichtige Therapieprinzipien mit der Bioresonanz leicht und trotzdem sehr effektiv umsetzen.

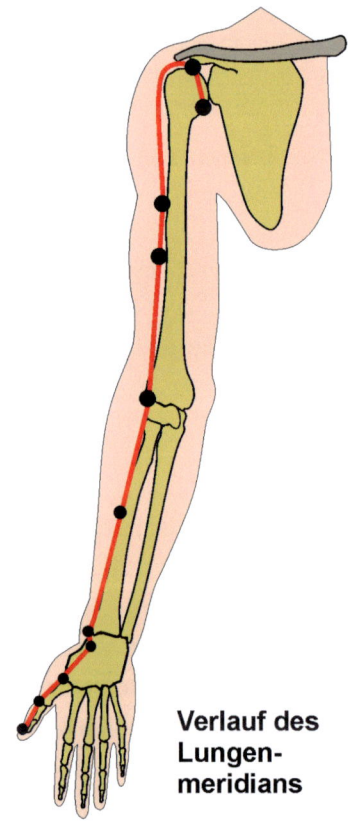

Verlauf des Lungen-meridians

Abb. 11: Akupunktur-Punkte sind durch »Energiekanäle«, die »Meridiane« unter-einander verbunden.

In der Praxis werden meist die Anfangs- und/oder Endpunkte der Meridiane im Sinne einer **Meridian-Durchflutung** stimuliert. Auch hier hat wieder jeder Meridian, auch in Abhängigkeit von seinem derzeitigen energetischen Zustand, ein spezifisches Frequenzspektrum, über welches er beeinflusst werden kann. Eine andere Möglichkeit ist der Einsatz von Meridian- oder Elemente-Ampullen, deren Frequenzmuster direkt für die Therapie »eingeschwungen« werden können.

Bekannt geworden ist die Bioresonanztherapie über die Möglichkeit einer effektiven **Allergietherapie**. In Windeseile sprachen sich die unerklärlichen und zugleich verblüffenden Erfolge herum. Viele Patienten suchten aufgrund ihrer allergischen Erkrankungen alternative Therapeuten auf und Mitte der 1990er Jahre übernahmen sogar viele Krankenkassen die Kosten für eine solche Behandlung. Das rief natürlich auch sofort Kritiker und Gegner auf den Plan. Einige Ärzte- und Allergikergesellschaften versuchten diese medikamentenfreie Therapie lächerlich zu machen, denn »etwas, was man nicht nach dem heutigen Stand wissenschaftlich erklären kann,

kann es halt auch nicht geben«. Das hat die Patienten jedoch nicht abhalten können und mittlerweile wurden Hunderttausende von Menschen mit der Bioresonanztherapie von ihren allergischen Leiden befreit.

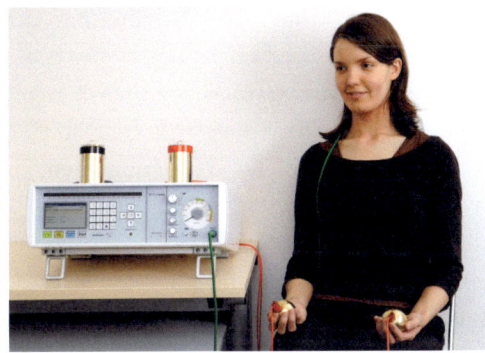

Abb. 12: Allergietherapie mit dem Bicom Bioresonanz-gerät.

Die Bioresonanz-Allergietherapie hat zwei Aspekte. Einerseits soll die **allergische Diathese**, das heißt die Bereitschaft des Organismus, Allergien zu entwickeln, reduziert werden, andererseits soll die Reaktion auf die wichtigsten Allergene direkt eliminiert werden. Bei der direkten Allergentherapie wird meist die allergieauslösende Substanz in den Eingangsbecher gegeben. Die Becherelektrode nimmt die Frequenzmuster des Allergens auf, diese werden im Bicom Gerät moduliert (z. B. invertiert) und als Therapieimpuls mittels Magnetfeld-Modulationsmatte und/oder über kugelförmige Metallelektroden auf den Körper aufgeschwungen. Und was passiert jetzt? Nach einigen Therapiesitzungen stellt der erstaunte Patient fest, dass er bei Kontakt zu seinem bekannten Allergen keine Symptome mehr zeigt. Man kann sich vorstellen, dass so mancher Zeitgenosse hier erst mal schlucken muss und es ihm schwerfällt, so etwas zu glauben oder zu akzeptieren.

Natürlich gibt es mittlerweile auch biophysikalische Erklärungsmodelle zu diesem Phänomen. Zunächst wurde die Theorie postuliert, dass die Gegenschwingung der Therapie die Originalschwingung des Allergens im Organismus aufgrund von Interferenz löscht. Dieses Löschen von Schwingungen kann tatsächlich stattfinden, aber nur, solange das Therapiegerät auch eingeschaltet ist. Es kann nicht die lang anhaltende Symptomfreiheit der Allergiepatienten erklären.

Heute hat sich allgemein die Annahme durchgesetzt, dass die Allergeninformation im Organismus in den oben beschriebenen Wasser-Clusterstrukturen gespeichert ist. Durch eine gezielte Frequenztherapie werden die Cluster aufgelöst oder verändert und die krankmachende Information aufgehoben. Eine weitere bewährte Methode zur Allergiebehandlung über Akupunktur-Meridiane hat der Autor 1991 in die Bioresonanzmethode eingeführt. Sie wurde angelehnt an eine Entdeckung des Kinesiologen J. Scott. Er konnte zeigen, dass nach Durchflutung bestimmter Meridiane die Verträglichkeit eines auf bestimmte Körperzonen fixierten Allergens zunimmt.

Parallel zur »Eliminierung« der Hauptallergene sollte immer eine Behandlung der »Allergischen Diathese« erfolgen. Die Ursache für das immer häufiger werdende Auftreten von Allergien ist in der Schulmedizin noch umstritten. Vermutlich handelt es sich um ein »multifaktorielles« Geschehen. Neben genetischen Faktoren spielen nach Ansicht ganzheitlich arbeitender Therapeuten die Ernährung und die zunehmenden Umweltbelastungen eine große Rolle.

Unser Immunsystem hat sich über Jahrmillionen an die Herausforderung der Umwelt angepasst. Durch die rasante Zunahme von Belastungsfaktoren in den letzten 40 Jahren wird unser Immunsystem überfordert und reagiert scheinbar »unlogisch« und »unkontrolliert«. Warum reagieren die Nasenschleimhäute mit Niesen auf die völlig harmlosen Birkenpollen, anstatt ihre eigentliche Aufgabe, die Abwehr von Viren und Bakterien, zu erfüllen? Allergien sind eine »Fehlsteuerung« des Immunsystems. Unser Immunsystem ist ein sehr kompliziertes Gebilde aus Milliarden von Zellen, Antikörpern und anderen Strukturen. Ganzheitlich denkende Therapeuten gehen davon aus, dass Chemikalien, Giftstoffe, einige Nahrungsmittelzusatzstoffe, chronische Infektionen mit Viren, Bakterien, Pilzen und Parasiten, Impfschäden, unverträgliches Zahnmaterial, Strahlenbelastungen und körpereigene Herde und Störfelder, physischer und psychischer Stress das Immunsystem überlasten und das Auftreten von Allergien begünstigen können. Mit der Bioresonanzmethode können viele dieser Faktoren reduziert und aufgehoben, und damit das Immunsystem entlastet werden.

Die **Ausleitung von Toxinen und Krankheitserregern** ist ebenfalls eine Domäne der Bioresonanztherapie. In der Praxis ist die Vorgehensweise ähnlich wie bei der Allergie-therapie. Es werden Test- und Therapieampullen benutzt, welche die entsprechenden Informationen »materiell« oder »immateriell aufgeschwungen« enthalten. Hiermit werden möglicherweise zwei Effekte erreicht. Die »Toleranzschwelle« des Körpers gegenüber der toxischen Substanz wird erhöht, der Organismus kann die Belastung besser »kompensieren« und die (»Abwehr«-) Symptome werden geringer oder verschwinden. Gleichzeitig wird der Organismus angeregt, diese Substanzen schneller aus dem Körper »auszuleiten«. Tatsächlich wird bei den Patienten eine deutliche Besserung ihrer Symptome beobachtet.

Kopfschmerzen verschwinden nach der Amalgamausleitung, chronische Nasenneben-höhlenentzündungen bessern sich nach der Ausleitung von Holzschutzmitteln, neuro-logische Symptome lassen nach der Ausleitung von Insektiziden nach. Die Liste könnte noch über Seiten verlängert werden.

Aufgrund neuester Computertechniken ist es mittlerweile heute auch möglich, anstelle von Test- und Therapieampullen **digital abgespeicherte Substanzen** zu verwenden. Das **Multisoft** ist beispielsweise ein Computerprogramm, das über 6.000 digital abgespeicherte Substanzen wie Allergene, Toxine, Krankheitserreger, aber auch homöo-pathische und allopathische Medikamente, orthomolekulare Substanzen und Blüten-essenzen enthält. Dabei steht ein Laptop neben dem Bioresonanzgerät, welches die Information dieser Substanzen auf den Geräteeingang zum Testen oder Therapieren überspielt.

Eine effektive **Immunmodulation** ist ebenfalls über die Bioresonanzmethode möglich. Einerseits wird das Immunsystem bereits durch die oben beschriebene Ausleitung chronischer Belastungen »entlastet«. Andererseits ist durch direkte Anwendung ent-sprechender Frequenzmuster eine Steigerung der Immunantwort möglich. Dadurch kann die Anfälligkeit gegenüber Infekten reduziert werden, die Neigung zu Allergien und Autoimmunreaktionen verringert werden. Sehr hilfreich ist diese Therapieform auch zur Unterstützung des Immunsystems während immunschwächender Therapien wie Chemotherapie und Bestrahlung. Die Nebenwirkungen dieser Therapien werden spürbar reduziert.

Eindrucksvoll ist ebenfalls die Wirkung der Bioresonanztherapie auf das **Hormon-system**. Patientinnen (aber auch Patienten), die an klimakterischen Symptomen wie Hitze-wallungen, Schweißausbrüchen und depressiven Verstimmungen leiden, erleben schon nach wenigen Therapiesitzungen eine spürbare Erleichterung. Die Einnahme von Hormonpräparaten ist oft nicht mehr nötig. Auch die hormonell bedingte Migräne, Zyklusstörungen, Beschwerden nach Schwangerschaften und in der Pubertät können behandelt werden. Nach der erfolgreichen Therapie von Fertilitätsstörungen haben nicht wenige »Bicom Babies« das Licht der Welt erblickt.

Die **Behandlung von Wunden und Verletzungen** ist ebenfalls eine Domäne der Bioresonanzmethode. Einige Zahnärzte und Chirurgen haben sich das Bicom Gerät hauptsächlich dafür angeschafft, Patienten vor und nach operativen Eingriffen zu behandeln. Übereinstimmend wird darüber berichtet, dass Wunden schneller heilen und Wundheilungsstörungen kaum noch auftreten. Der Verbrauch an Antibiotika und Schmerzmitteln ist rapide zurückgegangen, Hämatome und Schwellungen klingen schnellerab. Es kommt kaum noch zu sekundären Wundheilungen oder Narbenstörfeldern. Auch in der **Sportmedizin** hat die Bioresonanz Einzug gefunden. Verletzungen heilen schneller und im Leistungssport werden mittlerweile nicht wenige Olympiateams von Bioresonanztherapeuten betreut.

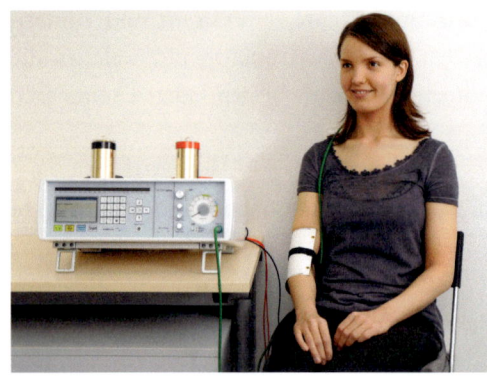

Abb. 13: Effektive Bioresonanz-Schmerztherapie einer Epicondylitis (»Tennisellbogen«).

Zunehmende Bedeutung erlangt die **Schmerztherapie** mit der Bioresonanzmethode. Akute Schmerzen lassen sich oft schnell reduzieren. Bei chronischen Schmerzen lassen sich noch Verbesserungen erreichen, wo andere Methoden ausgereizt sind. Auch in der Kombination mit anderen schmerztherapeutischen Verfahren hat sich die Bioresonanz bewährt. Indikationen sind Migräne, Kopfschmerzen, Kiefergelenksblockaden, Rückenschmerzen, Arthrose und Arthritis der großen und kleinen Gelenke, »Tennis-Ellbogen« und Carpaltunnel-Syndrom. Eine türkische Neurochirurgin konnte durch Bioresonanzanwendung Patienten vor einer Bandscheibenoperation bewahren.[11]

Auch in der **Krebstherapie** liegen Erfahrungen mit einer unterstützenden Behandlung durch Bioresonanz vor. Sie kann begleitend neben anderen Therapien wie Chemotherapie und Bestrahlung eingesetzt werden. Hier werden Programme zur Vor- und Nachbehandlung von Operationen, Narbenentstörung, Beseitigung von Strahlenbelastungen, zur Entgiftung und zur Stabilisierung des Immunsystems eingesetzt. Zusätzlich kommen Test- und Therapieampullen zum Einsatz, die unter anderem die Information von Tumorgewebe, aber auch die des umgebenden gesunden Gewebes enthalten. Ziel ist es, die »Apoptose«, den »kontrollierten Zelltod« der Tumorzellen zu fördern und die Funktion

---

[11] Dr. Kiran, Kongress des Internationalen Medizinischen Arbeitskreises BRT, April 2007 Fulda.

des gesunden Gewebes zu verbessern. Durch diese Behandlung können die Neben-wirkungen belastender Therapien reduziert und die Lebensqualität verbessert werden. Über die Wirkung der Bioresonanz für den Verlauf der Krebserkrankung liegen zwar noch keine Studien vor, zahlreiche Einzelfallbeobachtungen geben jedoch Anlass zur Hoffnung…

Die **Antirauchertherapie** ist eine Kombination aus Programmen von Organregeneration, Entgiftung und Unterstützung des Vegetativums. Es ist wohl die einzige Raucher-entwöhnungsbehandlung, bei der der Körper gleichzeitig auch entgiftet wird. Die Lust auf Zigaretten lässt nach und »Entzugssymptome« lassen sich weitgehend reduzieren. Dank-bare Patienten geben die Empfehlung nicht selten an Verwandte und Arbeitskollegen weiter. Für einige Praxen war diese Indikation ein einfacher und lukrativer Einstieg in die Bioresonanzmethode.

Bei der **Abnehmtherapie** werden mit speziellen Elektroden Ohrakupunktur-Punkte durch Bioresonanzprogramme für Stoffwechsel, Hormonsystem, Entgiftung und Vegetativum stimuliert. Zusammen mit einer entsprechenden Ernährungsumstellung kann hier eine gute, lang anhaltende Gewichtsreduktion mit gleichzeitiger Stoffwechsel-verbesserung erreicht werden.

Mit der Bioresonanzmethode lassen sich viele akute und chronische Krankheits-bilder günstig beeinflussen. Viele positive Erfahrungen liegen bei der Behandlung von Strahlenbelastungen, Narbenstörfeldern und der Unterstützung von Organ- und Meridianstörungen vor. Mit der Bioresonanzmethode können Allergien sowie chronische Toxin- und Erregerbelastungen therapiert werden. Das Immun-system und das Hormonsystem werden stabilisiert. Auch in der Sportmedizin, der Schmerztherapie, der Krebstherapie und der Suchtbehandlung wird die Bioresonanzmethode angewendet.

Versteckten Krankheitsursachen auf der Spur

Biophysikalische Testmethoden

Eine gründliche schulmedizinische Diagnostik ist wichtig und unverzichtbar vor der Anwendung einer alternativen Behandlungsmethode. In den meisten Fällen beschreiben diese Diagnosen zwar das Krankheitsbild, geben aber keine Klarheit über die auslösenden Ursachen dieser Erkrankung. Eine chronische Darmentzündung beispielsweise, kann durch Laboruntersuchungen, Röntgen, Endoskopie mit Histologie diagnostiziert werden und in der Regel erfolgt eine eher symptomatische Behandlung.

Sogenannte »biophysikalische Testmethoden« erlauben uns, über die Grenzen der schulmedizinischen Diagnostik hinaus wertvolle Hinweise auf Ursachen oder Verschlimmerungsfaktoren zu entdecken. Spielen bei dieser Darmentzündung vielleicht Nahrungsmittelunverträglichkeiten, Infektionen durch Pilze, Bakterien, Viren oder Parasiten, Toxinbelastungen durch Schwermetalle oder Chemikalien, Strahlenbelastungen oder körpereigene Störfelder eine Rolle?

Die biophysikalische Behandlung solcher Belastungsfaktoren zeigt oft eine dramatische Besserung im Krankheitsverlauf der betroffenen Patienten. Die Qualität biophysikalischer Testergebnisse ist – wie auch bei der schulmedizinischen Diagnostik – sehr von der Ausbildung, Kompetenz und Erfahrung des Therapeuten abhängig. Solche Methoden lassen sich (noch) nicht nach den heute gültigen wissenschaftlichen Anforderungen untersuchen und beurteilen, weil es immer individuelle therapeutische Maßnahmen sind. Was letztendlich zählt, ist der Erfolg der Behandlung. Hieraus lässt sich die »Richtigkeit« des zuvor ausgeführten Testes belegen. Die gebräuchlichsten biophysikalischen Untersuchungsmethoden sind die Elektroakupunktur nach Dr. Voll, der kinesiologische Muskeltest, die Pulsdiagnostik und der Resonanztest mit dem Tensor.

Wie vorher beschrieben hat sich die Bioresonanzmethode aus der **Elektroakupunktur nach Voll (EAV)** entwickelt. Bei der klassischen EAV wird mit einem Testgriffel der Hautwiderstand an über 300 Akupunktur-Punkten gemessen. Hierzu gehören fast alle Punkte der klassischen Akupunktur-Meridiane aus der traditionellen chinesischen Medizin. Dr. Voll hat darüber hinaus noch eine ganze Reihe ähnlicher Punkte am Körper entdeckt und sie ihrer Funktion entsprechend neuen »Voll'schen Akupunktur-Meridianen« zugeordnet. So gibt es in diesem System unter anderem auch einen »Allergie-, Nervensystem-, Organdegenerations-Meridian« usw. Die Anfangs- und Endpunkte aller traditionellen und Voll'schen Meridiane befinden sich im Nagelfalzwinkel von Fingern und Zehen.

Für die Therapeuten der Bioresonanzmethode ist die Messung dieser Hand- und Fußpunkte in der Regel ausreichend für die Diagnostik energetischer Belastungen und für die Therapieentscheidungen. Interessant sind auch die von Dr. Voll gefundenen energetischen Zusammenhänge zwischen Meridianen und Zähnen. Hierdurch konnte die chinesische »Fünf Elemente-Lehre« noch um wichtige diagnostische Kriterien erweitert werden. Reproduzierbare Messwerte erhält man, wenn Hautfeuchtigkeit und Andruck des Messgriffels genau stimmen. Die Messwerte werden durch den Zeigerausschlag auf der Skala des Messgerätes angezeigt. Ein »Skalenwert« von 50 zeigt ein »normales« Energieniveau des Akupunktur-Punktes. Skalenwerte über 60 und unter 40 weisen auf eine energetische Störung hin.

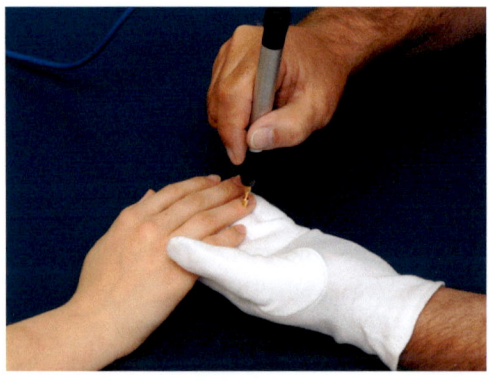

Abb. 14: Elektroakupunktur-Messung (EAV).

In den Messkreis eingebrachte Substanzen, die den Skalenwert in Richtung 50 ausgleichen können, kommen als Medikamente für diesen Patienten infrage. Toxische Substanzen, Krankheitserreger und Allergene werden erst nach physikalischer »Invertierung« durch das Bicom Gerät (s. o.) in den Messkreis eingespielt. Bewegt sich nun der Zeigerausschlag Richtung 50, werden diese Substanzen als energetische Belastungen gewertet und müssen in der Regel therapiert werden.

Kinesiologie bedeutet übersetzt »Lehre von der Bewegung« (griechisch). Es geht hierbei um das Testen und Korrigieren gestörter Muskelfunktionen. Es ist eine faszinierende Erfahrung für Patienten, wie sich unter bestimmten Voraussetzungen die Muskelkraft und der Muskeltonus verändert. In der Praxis wird am häufigsten mit dem Oberarmmuskel (Deltoideus) gearbeitet. Der Patient hält dabei den ausgestreckten Arm nach vorne oder zur Seite. Der Therapeut versucht nun, mit leichter Kraft den Arm nach unten zu drücken, während der Patient aufgefordert wird, dagegen zu halten. Kommt der Patient nun gleichzeitig mit einer »energetisch belastenden« Information (Allergen, Toxin, Krankheitskeim) in Berührung, so wird der Muskeltonus herabgesetzt und der Arm wird unter gleichem Druck schwächer.

Viele Patienten (und Therapeuten) glauben dies erst, wenn sie es am eigenen Leib erlebt haben. Wird beispielsweise der Arm bei Kontakt mit einer Ampulle »Milch« deutlich schwächer als vorher, so kann dies als Allergie oder Unverträglichkeit auf Milchprodukte gewertet werden. Werden nach Milchkarenz die vorher bestandenen Symptome geringer oder verschwinden, wäre dies die Bestätigung für die Richtigkeit der energetischen Diagnose.

Die energetische Diagnostik ist jedoch nur ein kleiner Teil der Kinesiologie. Durch entsprechende »kinesiologische Übungen« kann der Energiefluss im Körper »balanciert« und die Selbstheilungskräfte des Organismus angeregt werden. Es gibt Berichte aus der griechischen Antike und auch von den Inkas, die Muskeltests für medizinische Zwecke verwendet haben sollen.

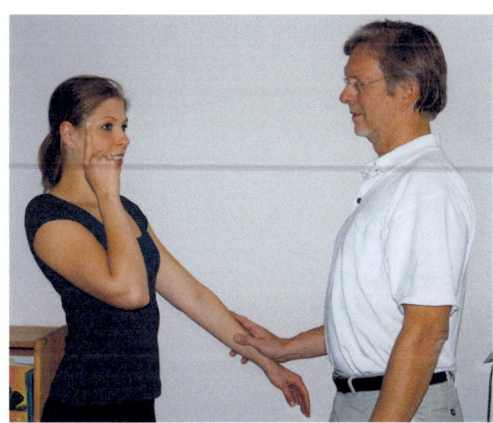

Abb. 15: Kinesiologischer Muskeltest.

Wiederentdeckt und systematisch erforscht wurde die Kinesiologie in den 1960er Jahren von dem Chiropraktiker George Goodheart. Seitdem hat die Kinesiologie ihren Siegeszug um die ganze Welt gemacht. In vielen Ländern gibt es Institute und Ausbildungsstätten, die diese Methode für Therapeuten und auch Laien verbreiten. Im Rahmen der Bioresonanzmethode wird der kinesiologische Test insbesondere zum Testen von Belastungen und zur Entscheidung für geeignete Therapieprogramme benutzt.

Die **Pulstestung** wird schon in der traditionellen chinesischen Medizin als diagnostische Methode angewandt. In abgewandelter Form kommt sie im von Nogier entdeckten »Retikulo-Aurikulären Reflex« (RAC) in der Ohrakupunktur zum Einsatz. Es geht hierbei nicht um die Pulsfrequenz oder den Herzrhythmus, sondern um die »Pulsqualität« wie Druck und rhythmisches Auf- und Abfluten. Die Veränderung der Pulsqualität unter dem Einfluss von Belastungsfaktoren oder Medikamenten gibt dem geübten Therapeuten wichtige diagnostische Hinweise für das weitere Vorgehen in der Behandlung.

Der **Tensor** ist ein physikalisches Instrument zur Detektion von Resonanzphänomenen. Er setzt sich zusammen aus einem Handgriff, einem Draht und einem »Sensorelement«. Dieses kann die Form eines Rings, einer Kugel, einer Spirale oder einer kleinen Satellitenschüssel (wie beim »Birek«) haben. Mit dem Tensor kann der geübte Therapeut entscheiden, ob zwischen zwei Informationsfeldern (z. B. Patient und Substanz oder Patient und Ausgang des Bicom Gerätes) »Resonanz« oder »Dissonanz« besteht. Die seitliche Hin- und Herbewegung des Tensors zeigt ein positives Resonanzphänomen, die Auf- und Abbewegung das Fehlen von Resonanz an. Mit dieser Methode kann der Patient direkt ausgetestet werden, aber auch die Testung eines Blutstropfens des Patienten ergibt therapeutisch verwertbare Resultate.

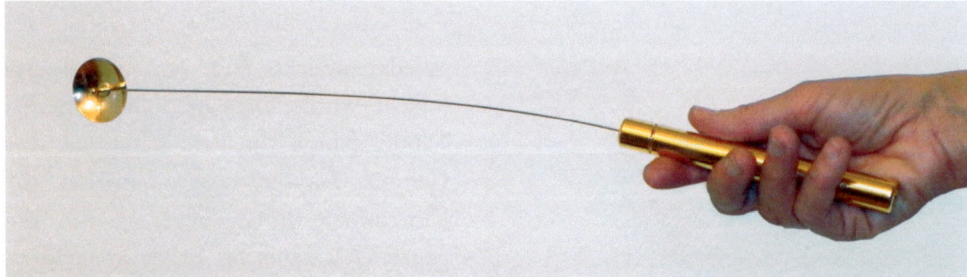

Abb. 16: Mit dem Tensor kann der Resonanztest durchgeführt werden.

Die energetischen diagnostischen Methoden werden von den Vertretern der Schulmedizin immer wieder kritisiert und infrage gestellt. Die Studienlage erlaubt noch keine wissenschaftliche Beweiskraft. Was »messen« wir überhaupt mit den energetischen Testmethoden und warum stimmen sie manchmal mit den schulmedizinischen Ergebnissen überein und manchmal auch nicht? Es wird bestimmt, ob das elektromagnetische (oder ein anderes?) Schwingungsfeld mit dem Schwingungsfeld einer Substanz (Allergen, Toxin, Testampulle, Nosode, Medikament) oder einer Therapieinformation (Bicom Gerät) in Resonanz geht. Dies ist der Fall, wenn die »gleiche« oder eine »ähnliche« Information im Körper beziehungsweise »Schwingungsfeld« des Patienten vorhanden ist. Eine schulmedizinische Diagnose kann hieraus nicht immer abgeleitet werden.

Testen wir beispielsweise eine »schwache« Leber, so kann nicht eindeutig bestimmt werden, ob es sich tatsächlich um eine klinische Erkrankung handelt. Ist es eine Fettleber, eine Zirrhose, eine Hepatitis oder vielleicht nur eine »unzureichende Ausleitungskapazität« oder eine funktionelle Störung durch »fehlgeleitete« Emotionen? Das energetische Testergebnis muss immer unter Berücksichtigung von Anamnese, körperlicher Untersuchung, Laborwerten und sonstigen Befunden interpretiert werden. Es ersetzt keinesfalls eine notwendige schulmedizinische Diagnostik. Wichtig ist das Testergebnis insbesondere für die hieraus resultierende »energetische« Therapie mit Bioresonanz, Homöopathie oder einem anderen ganzheitlichen Verfahren.

Ein anderes Beispiel: Das energetische Testergebnis zeigt eine Belastung durch einen Parasiten. Auch hier gibt es unterschiedliche Interpretationsmöglichkeiten: 1. Der Parasit ist tatsächlich »materiell« vorhanden; 2. Der Parasit ist selbst nicht mehr im Körper, hat aber »Spuren« in Form von Toxinen, Stoffwechselprodukten oder aber nur eine rein immaterielle, elektromagnetische Information hinterlassen; 3. Es gibt und gab diesen Parasiten im Körper gar nicht, aber der Patient hat aufgrund anderer Belastungen ein Schwingungsmuster, das dem Schwingungsmuster dieses Parasiten sehr stark »ähnelt«. Im ersten Fall wird eine schulmedizinische Blut- oder Stuhluntersuchung diesen Befund oft bestätigen können, es sei denn, er hat sich im Gewebe »versteckt« und lässt sich nicht aufspüren.

Bei massivem Parasitenbefall kann eine allopathische Medikation notwendig sein, bei leichtem Befall reicht eine Bioresonanztherapie oft aus. Wahrscheinlich wird hierdurch die »Vitalität« des Parasiten reduziert und das körpereigene Abwehrsystem gestärkt, sodass er leicht eliminiert werden kann. Im zweiten und dritten Fall wird zwischen der energetischen Testung und der schulmedizinischen Diagnostik eine deutliche Diskrepanz bestehen.

Sind noch materielle oder immaterielle Spuren des Parasiten vorhanden, so folgt die Ausleitung nach dem Prinzip der **Isopathie** – Gleiches wird mit Gleichem behandelt. Zur Bioresonanztherapie wird eine Testampulle des »gleichen« Parasiten eingeschwungen oder es wird eine **Nosode** verabreicht. Nosoden sind potenzierte Verdünnungen von Krankheitserregern nach homöopathischen bzw. isopathischen Richtlinien. Im dritten

Fall existiert beim Patienten ein »Resonanzmuster unklarer Genese« ohne Vorhandensein von Parasiten und dessen Spuren. Hier erfolgt die Behandlung nach dem Prinzip der **Homöopathie** – Ähnliches wird mit »Ähnlichem« behandelt. Die Behandlung mit Gegenschwingung oder Nosode bleibt die Gleiche. In allen drei Fällen wird der Patient von der Behandlung mit Bioresonanz und/oder Nosode profitieren. Die Krankheitssymptome bessern sich meist merklich.

Bei der Testung von Toxinen und Schwermetallen unterliegt die Interpretation den gleichen Kriterien. Beispielsweise wird »Mercurius solubilis (Quecksilber)« sowohl »isopathisch« zur unterstützenden »Ausleitung« von Quecksilbervergiftungen benutzt, aber auch »homöopathisch« zur Behandlung von Krankheitssymptomen, die denen einer Quecksilbervergiftung »ähneln«. Die klassische Homöopathie kennt viele Substanzen, deren Schwingungspotenzial zur Behandlung der unterschiedlichsten Krankheiten benutzt wird, ohne dass die Symptome mit der Substanz direkt im Zusammenhang stehen. Potenziertes »Arnika« ist ein gutes homöopathisches Mittel bei Verletzungen, die aber sicherlich nichts mit einer »Arnika-Vergiftung« zu tun haben.

Bei der Testung von Allergenen und (Nahrungsmittel-)Unverträglichkeiten gibt der energetische Test an, ob das »Schwingungssystem« des Körpers durch diese Substanzen belastet wird oder mit (sichtbaren oder »versteckten«) Symptomen darauf reagiert. Dabei ist es unerheblich, ob es sich um eine »echte« Allergie, eine Pseudoallergie oder eine Unverträglichkeit handelt. Auf jeden Fall profitiert der Patient von der Karenz und der Behandlung dieser ausgetesteten Allergene. Diese Tatsache erklärt aber auch die Problematik der Vergleichbarkeit schulmedizinischer Testungen mit den energetischen Testungen. Hierauf wird im Kapitel »Wirksamkeit und Evidenz« noch ausführlich eingegangen.

Ein erfahrener ganzheitlicher Therapeut wird die schulmedizinischen Befunde zur Kenntnis nehmen und in seine therapeutischen Überlegungen integrieren. Die Bioresonanztherapie wird aber in der Regel hauptsächlich auf den Ergebnissen der eigenen energetischen Testung basieren.

Es gibt noch ein weiteres Problem: Energetische Testungen sind störanfällig. Aber das kennen wir ja auch aus der Schulmedizin. Herzauskultation, Blutdruckmessen und andere körperlichen Untersuchungen, aber auch Ultraschall und die Interpretation von

Röntgenbildern führen bei verschiedenen Ärzten nicht immer zu exakt den gleichen Befunden. Medizin ist keine exakte Wissenschaft wie Physik und Chemie. Mit diesen Schwankungsbreiten und Unsicherheiten haben wir gelernt zu leben und sie spielen im ärztlichen Alltag nur noch eine untergeordnete Rolle.

Das betrifft vielleicht in noch höherem Maße die energetischen Testmethoden. Energiefelder außerhalb des Patienten, aber auch das Energiefeld des Therapeuten können das Ergebnis des Tests beeinflussen. Der erfahrene Therapeut wird möglichst alle eventuellen »energetischen Störquellen« vom Patienten und von seinem Testplatz entfernen, wie große Schmuckstücke, Quarzuhren, Handys, magnetische oder elektrische Geräte usw. Auch die Gedanken des Therapeuten, die das eigene Energiefeld verändern, können das Testergebnis beeinflussen.

Müdigkeit, Konzentrationsstörungen und eigene »körperliche oder seelische Blockaden« können sich ebenso negativ auswirken wie unklare Intention, Voreingenommenheit, Zweifel, Vorurteile oder Prüfungsstress. Der »Stress« einer Prüfungssituation kann das Testergebnis beeinflussen, weshalb »Doppelblindversuche« oft nicht funktionieren und davon abgeraten wird.

Diagnostische Neugier, Offenheit, der Wunsch, dem Patienten helfen zu wollen, Konzentration und eine klare Intention, ohne die Erwartung eines bestimmten Ergebnisses, sind die besten Voraussetzungen für gute und verwertbare Ergebnisse. Es werden auch keine bestimmten »mentalen Fähigkeiten« verlangt. Energetische Testmethoden kann praktisch jeder lernen, selbst medizinische Vorkenntnisse sind nicht notwendig. Wichtig ist jedoch eine gute, fundierte Ausbildung und viel, viel Üben. Bei erfahrenen Therapeuten liegt die »Trefferquote« für eine »richtige« Testung sicherlich bei über 90 %. Ein wenig Selbstkritik schadet allerdings nicht: »Hundertprozentige« Ergebnisse gibt es weder in der Schulmedizin noch bei den alternativen Verfahren.

Energetische Testmethoden wie die Elektroakupunktur nach Voll, der kinesiologische Muskeltest, die Pulstestung und der Resonanztest mit dem Tensor geben dem ganzheitlichen Therapeuten wichtige diagnostische Hinweise auf das Vorhandensein energetischer Belastungen des Patienten und helfen ihm bei der Entscheidung für den nächsten Therapieschritt.

Schnelle Hilfe

Akute Erkrankungen

Was kann alles mit der Bioresonanzmethode behandelt werden? Aus dem Wirkprinzip lässt sich ableiten, dass grundsätzlich alle Krankheitsbilder behandelbar sind, bei denen noch funktionsfähiges (Rest-)Gewebe vorhanden ist. Bioresonanz ist eine Regulationstherapie, das heißt, Gewebe und Organe müssen noch »regulationsfähig« sein oder zumindest wieder zur Eigenregulation »aktivierbar« sein. Hier sind auch die Grenzen der Bioresonanzmethode sowie auch aller anderen alternativen Methoden ersichtlich. Ein völlig zerstörtes Organ ist damit nicht mehr behandelbar; und auch ein fehlendes Bein wächst nicht mehr nach… Im Laufe der Jahre haben sich sehr unterschiedliche Erfahrungen bei den verschiedensten Krankheitsbildern ergeben. Eine Auswahl der wichtigsten behandelbaren Gesundheitsstörungen soll anhand von Fallbeispielen aus der täglichen Praxis in den folgenden Kapiteln dargestellt werden.

Nach den in den vorhergehenden Kapiteln beschriebenen Grundlagen hat Bioresonanz offensichtlich eine entzündungshemmende, immunmodulierende, antiallergische und schmerzlindernde Wirkung. Dies zeigt positive Wirkungen sowohl bei akuten Krankheitsbildern als auch bei chronischen Erkrankungen. Die Wirkung bei **akuten** Gesundheitsstörungen ist vom Patienten meist unmittelbar spürbar und vom Therapeuten direkt zu beobachten. Hierzu gehören akute Infektionen der Atemwege wie Erkältungen, grippale Infekte, Bronchitis und Mittelohrentzündungen sowie akute Magen-Darm-Infekte und Harnwegsinfekte.

Es wird eine schnelle Besserung der Symptome, des Allgemeinbefindens und eine Verkürzung der Krankheitsdauer beobachtet. Hier kommen Programme mit körpereigenen Informationen (Elektroden auf erkranktes Organ), pathologische Körpersekrete (Sputum, Stuhl, Urin) zum Einsatz. Wenn der auslösende Keim bekannt ist oder ausgetestet wurde, kann auch mit den entsprechenden Testampullen für Bakterien oder Viren therapiert werden.

Hier ein Fallbericht von Dr. med. W.-D. K.: Ein 18-jähriger Mann kommt mit einer **akuten Bronchitis** in die Praxis: Husten, hohes Fieber 39,5° und beim Abhören Rasselgeräusche über der Lunge. Nach einer einzigen Bioresonanztherapie stieg die Temperatur zunächst auf 40,5° an und der Patient wollte nur noch schlafen. Am nächsten Morgen war die Temperatur auf 37,5° gefallen, er hatte die ganze Nacht durchgeschlafen und fühlte sich pudelwohl. Eine Behandlung mit schulmedizinischen Medikamenten, zum Beispiel Antibiotika, konnte vermieden werden.

Auch nicht durch Keime verursachte Entzündungen sprechen meist gut auf die Bioresonanzmethode an. Hier ein Beispiel aus eigener Erfahrung: Nach einem anstrengenden Badminton-Spiel traten plötzlich heftigste Schmerzen im rechten Ellbogen auf. Ich konnte den Arm kaum beugen, typisch für einen **akuten Tennisellbogen** (Epicondylitis). Aus der Praxis wusste ich, dass sich die Behandlung oft über viele Wochen und Monate erstreckt. Meine Frau behandelte mich sofort mit dem Bioresonanzgerät. Für einige Stunden kam es zunächst zu einer Verschlimmerung der Beschwerden. Am nächsten Morgen waren alle Schmerzen verschwunden und ich konnte weiter Badminton spielen…

Auch bei der Behandlung von Wunden und Verletzungen liegen sehr viele positive Berichte vor. Zum Heilpraktiker I. Ph. kam eine 34-jährige Patientin mit einem **akuten Muskelfaserriss** der Wade. Der Orthopäde hatte die Diagnose gestellt und verordnete eine sechswöchige Ruhestellung des Beines. Die eher ungeduldige Patientin entschloss sich zu einer Bioresonanztherapie. Nach einer einzigen Behandlung waren die Schmerzen verschwunden und die Patientin fühlte sich so gut, dass sie am nächsten Tag an einer Tanzveranstaltung teilnahm.

Kein Wunder, dass sich auch Sportärzte mit dieser Therapiemöglichkeit auseinandersetzen. Das Bioresonanzgerät hat schon so manche Profi-Sportmannschaft zu den Olympischen Spielen begleitet.

Die schmerzlindernde, abschwellende und regenerationsfördernde Wirkung machen sich auch Chirurgen und Zahnärzte zunutze, um Patienten auf Operationen vorzubereiten oder anschließend nachzubehandeln. Nach übereinstimmender Aussage kommt es dann kaum noch zu Wundinfektionen oder sekundärer Wundheilung. Hämatome und Ödeme werden schneller abgebaut und der Verbrauch an Schmerzmitteln oder Antibiotika sinkt signifikant.

Dr. med. P.-G. V. berichtet von einem 56-jährigen Patienten mit **akuter Lumbalgie** mit neurologischen Ausfällen. Neben den erheblichen Schmerzen hatte der Patient sensible und motorische Ausfälle und konnte nicht mehr gehen. In der Computertomografie wurde ein **Bandscheibenvorfall** bestätigt und der Orthopäde wollte sofort operieren. Der Patient lehnte die Operation ab und versuchte eine konservative Therapie mit Krankengymnastik, Chirotherapie und Reizstrom, jedoch ohne jeglichen Erfolg. Die Bioresonanztherapie änderte die Situation. Nach einer Behandlungsserie über sieben Tage kam es nach einer kurzfristigen »Erstverschlimmerung« zu einer dramatischen Verbesserung der Beschwerden. Plötzlich kam das Gefühl im kleinen Zeh zurück, dann waren nach kurzer Zeit auch die anderen neurologischen Symptome rückläufig. Nach fünf Tagen war der Patient beschwerdefrei und konnte wieder gehen und arbeiten. Die Operation konnte vermieden werden.

Die Bioresonanztherapie wirkt bei allen akuten und chronischen Erkrankungen, solange noch regulationsfähiges Gewebe vorhanden ist. Von schnellen Erfolgen wird bei akuter Bronchitis, Tennisellbogen, Wunden, Verletzungen und beim Bandscheibenvorfall berichtet.

Die neue Volkskrankheit

Allergischer Formenkreis

Berühmtheit hat die Bioresonanzmethode durch die Möglichkeit erlangt, Allergien schnell und effektiv zu behandeln. Die unübersehbaren Erfolge haben sich bei den Patienten schnell herumgesprochen und viele Allergiker suchen deshalb die Praxen von Bioresonanztherapeuten auf. Das liegt sicherlich daran, dass die Zahl der Allergiker seit Jahren ständig steigt und viele Patienten von den Möglichkeiten der Schulmedizin enttäuscht sind.

Es werden Milliarden in die Allergieforschung investiert und das Wissen über unser Immunsystem und die Mechanismen der allergischen Reaktionen steigt ständig. Praktische Auswirkungen für den Patienten hat dies bisher jedoch kaum gehabt. Allergien werden in den meisten Fällen heute noch genauso behandelt wie vor 30 Jahren. Entweder der Patient bekommt die Empfehlung, das Allergen zu meiden – das ist oft leichter gesagt als getan – oder die Symptome werden medikamentös unterdrückt. Die Anwendung von Antihistaminika und Cortisonpräparaten hilft dem Patienten aber nur so lange, wie er sie nimmt. An der Ursache der Symptome ändert sich nichts. Eine spezifische Immuntherapie (Hyposensibilisierung) ist nur bei einer kleinen Zahl der Allergene möglich. Sie ist meist mit hohem zeitlichen und finanziellen Aufwand verbunden, hilft auch nicht immer und das Risiko von Nebenwirkungen ist nicht zu vernachlässigen.

Kein Wunder, dass immer mehr Patienten nach Alternativen suchen. Es ist erstaunlich, dass die »offizielle« Schulmedizin diese Behandlungsmöglichkeit trotz der großen Zahl an Erfolgsberichten und einer Reihe positiver wissenschaftlicher Studien nicht zur Kenntnis nimmt. Gerade bei den allergischen Krankheiten mit ihrer medizinischen und volkswirtschaftlichen Herausforderung sollte man annehmen, dass Wissenschaft und Politik nach neuen, effektiven Möglichkeiten dürsten. Aber offenbar spielen hier andere Interessen eine Rolle. Es bleibt dem Patienten selbst überlassen, nach dem »rettenden Strohhalm« zu greifen…

Große Erfolge zeigt die Bioresonanzmethode bei den bekannten allergischen Erkrankungen wie Hautausschlägen (Ekzeme, Exantheme), allergischer Rhinitis und Sinusitis,

Heuschnupfen, Tierhaarallergien, Asthma bronchiale, allergischen Magen-Darm-Erkrankungen und Nahrungsmittelallergien. Die Erfahrung hat gezeigt, dass auch bei einer Reihe anderer Krankheitsbilder, die nicht den klassischen allergischen Erkrankungen zugeordnet werden, allergische Reaktionen eine Rolle spielen. Auch hier lassen sich nach entsprechender Testung und Therapie Behandlungserfolge nachweisen. Dazu gehören Neurodermitis, Colitis, Cystitis, Herzrhythmusstörungen, Kopfschmerzen, Fibromyalgie, Konzentrationsstörungen und das chronische Müdigkeitssyndrom. Im weitesten Sinne gehören auch Autoimmunerkrankungen (Thyreoiditis, Colitis, Multiple Sklerose) zum allergischen Formenkreis und lassen sich häufig günstig beeinflussen.

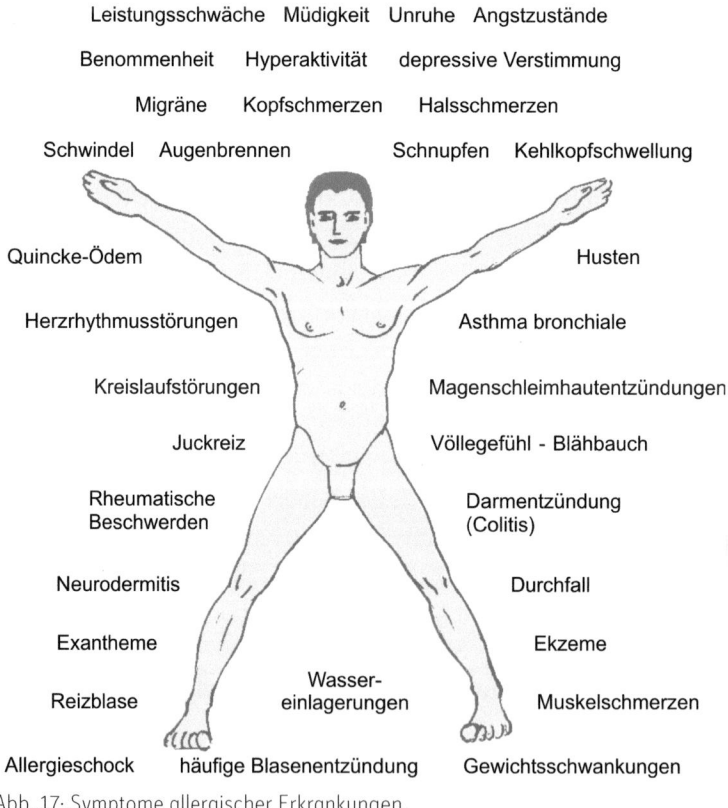

Abb. 17: Symptome allergischer Erkrankungen.

In der Bioresonanztherapie haben sich bezüglich der Allergietherapie unterschiedliche Konzepte entwickelt. Oft wird eine Kombination aus der Behandlung von Einzelallergenen mit der Therapie der allgemeinen Allergiebereitschaft (allergische Diathese) durchgeführt. Nach der Therapie eines belastenden Allergens (z. B. Pollen, Schimmel, Hausstaub, Tierhaare) spürt der Patient sehr schnell eine Besserung seiner Symptomatik. Bei der Behandlung der allergischen Diathese spielen Therapieblockaden, Krankheitsherde, Strahlenbelastungen, toxische Belastungen durch Schwermetalle oder Chemikalien und chronische Infektionen durch Pilze, Viren, Bakterien oder Parasiten oft eine Rolle. Einen besonderen Stellenwert haben chronische, vom Patienten oft nicht wahrgenommene, Nahrungsmittelallergien.

Hier stehen die Unverträglichkeiten von Kuhmilch und Weizen im Vordergrund. Oft kann durch die Therapie dieser beiden Hauptallergene die Allergiebereitschaft des Organismus schon so weit gebessert werden, dass »kleinere« Allergien gar nicht mehr behandlungsbedürftig sind.

Allergische Krankheiten erlangen in der heutigen Zeit immer größere Bedeutung. Die Bioresonanzmethode ist bei allen Erkrankungen des allergischen Formenkreises sehr erfolgreich.

Vom Heuschnupfen bis zum Asthma

Atemwegserkrankungen

Wenn das Thema »Allergien« zur Sprache kommt, denken viele Menschen als Erstes an Patienten mit Nasenlaufen, Niesen, Augenjucken und Luftnot. Tatsächlich gehören die Atemwege zu den häufigsten »Erfolgsorganen« akuter und chronischer allergischer Reaktionen. Die Ausprägung der Krankheitssymptome reicht vom leichten Nasenjucken über Heuschnupfen und chronischen Nebenhöhlenentzündungen bis zum lebensbedrohlichen Asthma bronchiale.

In den »klassischen« Allergietestungen wird auch überwiegend nach den »inhalativen« Allergenen gesucht wie Hausstaubmilbe, Schimmelpilze, Tierhaare, Pollen und Duftstoffe. Der Bioresonanztherapeut wird nicht nur nach diesen Symptome auslösenden Allergenen fahnden, sondern auch energetische Grundbelastungen wie chronische Nahrungsmittelallergien, chronische toxische Belastungen und Therapieblockaden suchen und behandeln. Bei Kindern und bei Patienten mit kurzer Krankheitsdauer lässt sich nicht selten mit der Bioresonanztherapie eine völlige Beschwerdefreiheit erreichen. Bei älteren, langjährigen Asthmatikern ist eine völlige Heilung nicht immer möglich. Dennoch spüren auch diese Patienten oft eine Linderung ihrer Beschwerden und eine Verbesserung der Lebensqualität. Meist können Dauermedikamente dann reduziert werden.

Ein weiterer Vorteil der Bioresonanzmethode ist, dass die auslösenden Allergene während und nach der Therapie in der Regel nicht gemieden werden müssen. Es ist weder nötig, das Schlafzimmer in einen staubfreien Operationssaal zu verwandeln, noch das geliebte Haustier wegzugeben.

Als der kleine Hannes sieben Monate alt war, entwickelte er zunächst eine **spastische Bronchitis**, meist im Zusammenhang mit Infekten. Immer häufiger litt er unter asthmatischen Anfällen. Seine Nase war seit dieser Zeit chronisch verstopft und an der Hand zeigte sich ein juckendes Ekzem. Er war in schulmedizinischer Behandlung und musste täglich DNCG (Dinatrium-Cromoglycinsäure)- haltige Medikamente inhalieren, was jedoch nur wenig Besserung brachte.

Im Alter von vier Jahren kam Hannes mit seiner Mutter in unsere Praxis. Die kinesiologische Testung ergab eine Allergie auf Kuhmilch, Weißmehl, Hausstaubmilbe und eine starke Schimmelpilzbelastung.

Mit dem Bioresonanzgerät wurde zunächst zweimal die Kuhmilchallergie behandelt, anschließend einmal die Weizenallergie. Zusätzlich wurden Programme zur »Toxinausleitung« und zur »Stoffwechselaktivierung« eingesetzt.

Nach diesen ersten drei Therapien war bereits eine spür- und sichtbare Besserung eingetreten. Hannes konnte wieder frei durchatmen und das Ekzem auf der Hand war verschwunden. Die täglichen Inhalationen waren nicht mehr nötig. Es folgten vier Bioresonanztherapien in wöchentlichen Abständen, bei denen die Hausstauballergie und die Schimmelpilzbelastung behandelt wurden. Insgesamt waren sieben Therapien innerhalb von zwei Monaten notwendig. Hannes war danach und auch sechs Jahre später noch völlig beschwerdefrei.

Es ist für viele Patienten zunächst befremdlich, wenn sie gebeten werden, zur nächsten Therapiesitzung »Originalmaterial« mitzubringen. Denn sie kennen ja bisher nur Testungen mit vorgefertigten Allergenextrakten und eine Behandlung mit entsprechenden Medikamenten. Tatsächlich zeigte die Praxis, dass es große Unterschiede gibt in der Reaktion auf verschiedene Staubarten, Schimmel unterschiedlicher Herkunft oder auf die Tierhaare unterschiedlicher Rassen. Es gibt Patienten, die allergisch auf Pudel und Dackel reagieren, nicht jedoch auf Boxer und Schäferhunde.

Die Bioresonanz ist eine »Informationstherapie«. Je genauer die Therapieinformation mit der Allergie auslösenden Information übereinstimmt, desto besser sind die Therapieergebnisse. Also bringt der Patient etwas Staub aus dem Staubsaugerbeutel, Schimmel aus dem Badezimmer oder Haare vom eigenen Stubentiger, aber auch von den Katzen der Oma, der Nachbarn und der Klassenkameraden.

Daniel kam mit dreizehn Jahren in unsere Behandlung. Er litt seit dem siebten Lebensjahr unter **Asthma bronchiale** und war dauerhaft auf Medikamente angewiesen. Eine dreijährige Hyposensibilisierung gegen Hausstaub brachte kaum Linderung. Als eine kleine junge Katze in die Familie kam, verschlechterten sich die Atembeschwerden zunehmend. »Da muss die Katze wohl in ein Tierheim«, war der Kommentar des Kinderarztes. Worauf der kleine Bruder entgegnete: »Eher geht Daniel in ein Kinderheim als die Katze in ein Tierheim.« Beide konnten zu Hause bleiben. Daniel wurde mit der Bioresonanzmethode gegen Weizen, Candida albicans, Hausstaub, Schimmelpilze, Quecksilber und die Katzenhaare behandelt.

Fünfzehn Jahre später kam die Mutter aus anderen Gründen noch mal in die Praxis. Sie berichtete, dass ihr inzwischen erwachsener Sohn jetzt in München arbeite und seit der damaligen Behandlung nie wieder allergische Beschwerden gehabt habe.

Die erfolgreiche Behandlung einer **Tierhaarallergie** gehört zu den dankbarsten Aufgaben eines Therapeuten. Von (fast) allen Ärzten hören die Patienten, dass ihre vierbeinigen Lieblinge aus dem Haus müssten. Dramatische Familienszenen sollen hier schon vorgekommen sein. In den allermeisten Fällen konnten die Patienten ihre Haustiere behalten, die Symptome traten bei Tierkontakt nicht mehr auf. Ein Wunder für viele Patienten, ein wissenschaftliches Rätsel für viele Ärztekollegen.

So wurden in unserer Praxis erfolgreich Allergien gegen Hunde, Katzen, Kaninchen, Hamster, Meerschweinchen, Pferde, Ratten und Mäuse, Wellensittiche und Papageien behandelt. Eine Frau therapierten wir gegen Kamelhaare, damit sie in Indien an einem Kamelritt-Urlaub teilnehmen konnte und eine Tierpflegerin aus dem Zoo behandelten wir gegen Affenhaare. Mehrere Angestellte einer Pharmafirma, die im Tierlabor arbeiteten, »desensibilisierten« wir gegen die Haare von Ratten und Mäusen aus dem Labor.

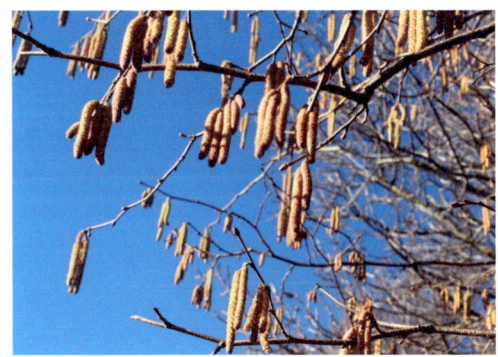

Abb. 18: Die ersten Quälgeister des Frühlings: Haselpollen.

Ein zunehmendes Problem in jedem Jahr sind die **Pollenallergiker**. Immer mehr Menschen sind betroffen und die Symptome werden zunehmend heftiger. Mittlerweile leiden über 20 % aller Bundesbürger an Heuschnupfen. Befürchtet wird der »Etagenwechsel«. Was mit Augenjucken und Niesreiz beginnt, kann nach einigen Jahren mit einem heftigen Asthma bronchiale enden. Gerade dies versucht die schulmedizinische Hyposensibilisierung zu verhindern, was jedoch auch nicht immer gelingt. Manche Allergologen fangen erst gar nicht damit an, wenn eine sehr große Zahl von unterschiedlichen Allergenen getestet wird. Und jedes Jahr eine Cortisonspritze (oder mehrere) ist auch nicht die ideale Lösung.

Die Behandlung des Heuschnupfens ist selbst für erfahrene Bioresonanztherapeuten nicht immer einfach. Ein Problem ist, dass die meisten Patienten nicht allein auf die »sauberen« Pollenallergene reagieren, sondern dass die Pollen durch Umwelteinflüsse wie Abgase, Luftpartikel und Pestizide belastet sind. Das macht verständlich, dass die Allergenstruktur der Pollen nicht nur von Ort zu Ort, sondern auch von Jahr zu Jahr unterschiedlich sein kann.

Wir kennen Patienten, die nach einer Bioresonanzbehandlungsserie für viele Jahre beschwerdefrei waren. Es gibt jedoch auch Leidensgenossen, die Jahr für Jahr im Frühling oder Sommer eine »Auffrischungsbehandlung« benötigen.

Bioresonanz wird im Idealfall vorbeugend, das heißt in den Wintermonaten angewendet, hilft aber auch in der »Saison« bei hochakuten Beschwerden. Und das nicht nur bei jungen Leuten, sondern auch bei hochbetagten Patienten, wie der folgende Fall zeigt.

Der Heilpraktiker A. K. berichtet von einer 80-jährigen Patientin, die mit einer akuten Pollenallergie im Frühjahr in die Praxis kam. Trotz ihres Alters war die Patientin noch sehr aktiv und wollte keine Medikamente mehr einnehmen. Sie erzählte, dass sie schon seit 30 Jahren unter einem starken Heuschnupfen leide und bereits diverse Therapien ausprobiert hätte. Die eingesetzten Allergiemedikamente beeinträchtigten ihren Allgemeinzustand, sie fühlte sich dadurch sehr müde, matt und abgeschlagen. Der Test zeigte eine hochgradige Allergie gegen Frühblüher, vor allem gegen Hasel.

Nach der Grundtherapie wurden die Narben entstört, die Toxinausleitung über Leber und Lymphe aktiviert. Im Anschluss erfolgte die eigentliche Allergietherapie gegen Haselpollen. Bereits nach der ersten Therapiesitzung fühlte sich die Patientin erheblich besser. Nach der zweiten Sitzung in der folgenden Woche war sie beschwerdefrei.[12]

---

12 Regumed: Number one S. 4, 1, 2006.

Atemwegserkrankungen wie chronische Sinusitis, Pollinosis und Asthma bronchiale lassen sich meist erfolgreich mit der Bioresonanzmethode behandeln. Tierhaarallergiker können in der Regel ihre Haustiere behalten.

Unser größtes Organ – die Haut

Dermatologische Erkrankungen

Zu den allergischen Symptomen, die oft subjektiv als besonders unangenehm erlebt werden, gehören die Erkrankungen der Haut, insbesondere wenn Gesicht oder andere sichtbare Körperstellen betroffen sind. Die Krankheit ist gegenüber den Mitmenschen nicht zu verstecken und die Angst vor einer eventuell ansteckenden Erkrankung kann sich im zurückhaltenden Verhalten einiger Mitmenschen widerspiegeln.

Allergisch bedingte Hautausschläge können nur kleinere Körperstellen betreffen oder aber sich über den ganzen Körper ausbreiten. Die Ausprägung der Symptomatik geht von leichten Hautrötungen über schuppende oder nässende Ekzeme bis zu Ulzerationen. Fast immer sind die Symptome mit mehr oder weniger heftigem Juckreiz verbunden. Kratzen lindert kurzfristig, verschlimmert aber meist den Ausschlag und kann zu zusätzlichen Infektionen führen. Schulmedizinisch werden akute oder chronische Exantheme und Ekzeme, Neurodermitis und einige weitere Krankheitsbilder unterschieden.

Die Behandlung erfolgt in den meisten Fällen lokal, die Ursache ist meist unbekannt. Cortisonsalben helfen zwar, aber meist nur so lange, wie sie angewandt werden. Längerfristige Erfolge sind selten. Als Ursachen für Hautausschläge kommen nach unseren Erfahrungen sowohl äußere Noxen wie auch »innere Belastungen« infrage.

Bei den **Kontaktallergien** ist die Diagnose meist weniger schwierig. Nach mehr oder weniger langer Einwirkung des Allergens auf die Haut zeigen sich die typischen Hautausschläge. Beispiele hierfür sind Metallallergien, am häufigsten Nickel und Kobalt, Pflasterallergien, Allergien auf natürliche oder synthetische Kleiderstoffe und gegen Parfümstoffe in Seifen und Waschmitteln. Schulmedizinisch wird zur Diagnose ein »Epicutan-Test« durchgeführt. Dabei wird das zu testende Allergen für mindestens 24 Stunden auf die Haut geklebt und die Hautreaktion dann abgelesen. Die Methode ist einfach und sicher, kann aber auch auf die falsche Fährte führen…

Bei den meisten Fällen von **Neurodermitis und chronischem Ekzem** liegt die Ursache mehr »innen«. Die herkömmlichen schulmedizinischen Testmethoden können oft die symptomauslösenden Ursachen nicht nachweisen. Deswegen wird oft bestritten, dass es sich hierbei um allergische Erkrankungen handelt. Eine genetische Disposition ist nicht von der Hand zu weisen und sicherlich spielt auch eine psychische Komponente eine wichtige Rolle.

Nach den mittlerweile langjährigen Erfahrungen vieler alternativer Therapeuten spielen bei Neurodermitis und beim chronischen Ekzem eine chronische (oft »maskierte«) Nahrungsmittelallergie gegen Kuhmilch oder Weizen, meist gepaart mit einer Darm-Mykose, die entscheidende Rolle.

Die Diagnose ist oft nur über eine energetische Testmethode möglich. Weder Pricktest (Allergen wird unter die Haut injiziert) noch Antikörperbestimmungen im Blut sind hier zuverlässig. Entscheidend ist für den Therapeuten und natürlich auch für den Patienten, dass sich nach Karenz und Therapie dieser Allergene die Hautsymptome verbessern oder sogar ganz verschwinden. Der Erfolg der Therapie bestätigt die Richtigkeit der Diagnose.

Als Mitverursacher der Erkrankung findet der erfahrene Therapeut nicht selten weitere »Belastungsfaktoren« wie andere Nahrungsmittel oder Nahrungsmittelzusatzstoffe, Schwermetalle und Umweltgifte, Impfungen und Medikamente, chronische Pilz-, Virus-, Bakterien- oder Parasiteninfektionen oder anderes.

Die Heilpraktikerin M. S. berichtete von einem vierjährigen Jungen mit schwerer Neurodermitis. Lautstark sträubte er sich mit allen Vieren, als er von seinen Eltern in die Praxis gebracht wurde. Sein Gesicht, die Arme und Beine waren wund und verschorft. Am Rumpf war der Ausschlag weniger stark ausgeprägt, jedoch klagte der Junge über Schmerzen am ganzen Körper. Die Eltern waren verzweifelt, sie wussten nicht mehr, wie sie den Jungen ernähren sollten. »Seit einem Jahr isst er nur noch trockenen, süßen Reis«, erzählte die Mutter mit Tränen in den Augen.

Die Elektroakupunktur-Testung ergab mehrere Nahrungsmittelallergien, mineralische Mangelzustände sowie eine Erbtoxin-Belastung. Schon nach dreiwöchiger Allergiebehandlung mit dem Bicom Gerät, begleitet durch die entsprechende Ernährungsumstellung und der Gabe von orthomolekularen Substanzen, trat eine sichtbare Besserung ein. Der kleine Junge kam nun lachend in die Praxis. Nach drei weiteren Behandlungen war der Kleine absolut beschwerdefrei, die Wunden und der Schorf waren vollkommen abgeheilt. Der kleine Junge war aufgeweckt und fröhlich und konnte wieder alles essen. Auch nach drei Jahren traten keine weiteren Symptome mehr auf.[13]

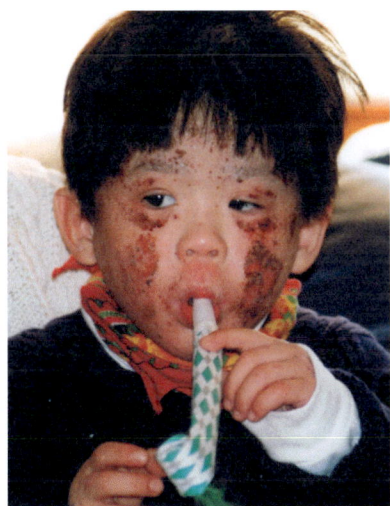 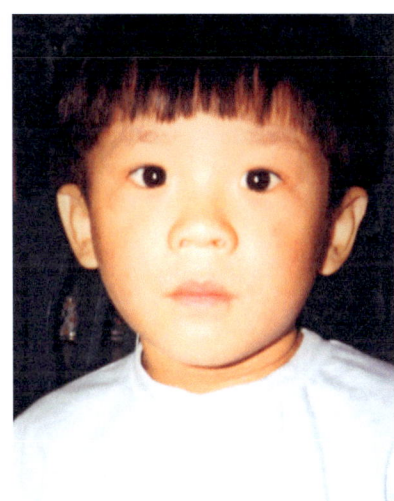

Abb. 19 und 20: Junge mit Neurodermitis vor und nach der Bioresonanztherapie.

Kinder sprechen in der Regel schnell auf die Bioresonanztherapie an. Bei Erwachsenen mit langjähriger Anamnese sind die Behandlungen oft schwieriger und langwieriger. Aber auch hier sind Erfolge möglich, wie der folgende Fall zeigen soll. Eine 33-jährige Frau kam in unsere Praxis und berichtete, dass sie seit ihrer Geburt an Neurodermitis leide. Sie hatte bereits einige alternative Behandlungsmethoden versucht. Ihr Heilpraktiker behandelte sie mit Akupunktur, Homöopathika und führte eine Darmsanierung durch. Schübe der Neurodermitis musste sie mit Cortisonsalben abfangen.

Nach der Geburt ihres Sohnes vor vier Monaten trat eine deutliche Verschlechterung der Haut ein. Trockene Ekzeme zeigten sich im Gesicht, am Hals und im Dekolleté-Bereich sowie an Armen und Beinen. Im Frühjahr und Sommer litt sie außerdem an einem allergischen Schnupfen.

Die kinesiologische Testung ergab Allergien auf Kuhmilch, Weizen, verschiedene Früchte,

---

[13] Regumed: Number one S. 2, 2, 2002.

Kaffee, Chlorwasser sowie Frühblüher- und Gräserpollen. Es wurde ebenfalls eine Candida-Mykose des Darms und störende Narben im Unterleibsbereich festgestellt. Eine Darmsanierung wurde durchgeführt und die Nahrungsmittelallergien wurden in acht wöchentlichen Sitzungen therapiert. Da immer noch eine deutliche Reaktion auf Chlorwasser bestand, wurde dieses noch einmal intensiv nachbehandelt. Die Haut hatte sich in dieser Zeit wesentlich gebessert. Lediglich ein leichter Ausschlag im Bereich von Hals und Handgelenken war noch sichtbar.

Viele Fälle von Neurodermitis und chronischen Ekzemen wurden durch die Bioresonanzmethode erfolgreich behandelt.

Problembereich Verdauungstrakt

Magen-Darm-Erkrankungen

Wie wir oben bereits mehrfach gesehen haben, spielt die Darmfunktion beim Allergiegeschehen eine große Rolle. Zunächst einmal die Verdauungsfunktion: Von der Mundhöhle über den Magen bis zum Dünndarm stellt die Aufspaltung, Auswahl und Resorption von Nahrungsmitteln die wichtigste Aufgabe dar.

Der Dickdarm ist eher zuständig für die Ausscheidung unerwünschter Stoffe und Abfallprodukte. Daneben ist er regulierend am Vitamin-, Mineral- und Wasserhaushalt des Körpers beteiligt. Unter den Darmschleimhäuten liegen große Ansammlungen von Lymphknoten, welche etwa 70 % unseres gesamten Immunsystems darstellen. Der Darm beherbergt 10 bis 100 Billionen Mikroorganismen (das sind mehr Zellen als alle Körperzellen zusammen), die nicht nur für die Verdauungsfunktion, sondern auch für eine regelrechte Funktion des Immunsystems unerlässlich sind.

Bei Allergikern findet man oft eine verminderte Aktivität der Verdauungsenzyme, gepaart mit einer gestörten Barrierefunktion der Darmschleimhäute sowie einer Fehlfunktion des darmassoziierten Immunsystems. Große Moleküle werden nicht komplett aufgespalten, dringen durch die »poröse« Darmschleimhaut bis zum lymphatischen Gewebe vor, wo dann eine verstärkte Immunreaktion stattfinden kann. Nach einer anerkannten Theorie ist dies die Hauptursache für das Entstehen von Nahrungsmittelallergien und -unverträglichkeiten. Diese Funktionsstörungen gehen mit einer gestörten Darmflora, d. h. einer ungünstigen Zusammensetzung der Mikroorganismen einher.

Dies erklärt, warum eine »ungesunde« Ernährung mit viel Zucker, Weißmehl, Farb- und Konservierungsstoffen für die Entstehung von Allergien eine große Rolle spielt. Durch die Überwucherung der physiologischen Darmflora mit pathogenen Bakterien und Pilzen wird die Verdauungsfunktion gestört und das Immunsystem geschwächt. Eine erhöhte Anzahl patholgischer Bakterien und Hefepilze, insbesondere »Candida albicans«, bilden Fuselalkohole und andere Toxine. Dies spürt der Patient oft als vermehrte Gasansammlung mit Blähungen, Darmkrämpfen und unregelmäßigem Stuhlgang. Was er nicht spürt: Die Toxine stören das Immunsystem, belasten die Leber und können über das Blut- und Lymphsystem viele andere Körperfunktionen beeinträchtigen.

Auch das Gehirn bleibt nicht verschont: Toxine von Pilzen, Bakterien und Parasiten können zu unerklärlicher Müdigkeit, Konzentrationsstörungen und Stimmungsschwankungen führen. Und jetzt ist ein »Teufelskreis« entstanden: Die pathogenen Keime und Pilze und deren Toxine fördern das Auftreten von Nahrungsmittelallergien. Nahrungsmittelallergien ihrerseits irritieren die Schleimhäute und fördern das Ansiedeln der pathogenen Keime. Jetzt wird verständlich, warum in der Allergietherapie großen Wert auf eine Sanierung der Darmflora gelegt wird.

Von all dem wissen unsere Patienten meist jedoch nichts. Sie kommen in die Praxis, weil sie Bauchschmerzen, Krämpfe, Durchfall oder Verstopfung haben. Zu viele Gasansammlungen führen zu Blähbauch oder stören die Mitmenschen, wenn sie im Übermaß entweichen. Vor jeder naturheilkundlichen Behandlung ist eine sorgfältige schulmedizinische Abklärung mit Labor, Ultraschall und eventuell Magen-Darm-Spiegelungen unerlässlich. Es wäre nicht vertretbar, einen Patienten monatelang gegen Nahrungsmittelallergien zu behandeln und dabei einen Darmkrebs zu übersehen. Meist kommt der Patient jedoch erst zu uns, nachdem er schon eine Reihe schulmedizinischer Spezialisten konsultiert hat. Entweder wurde nichts Greifbares gefunden (dann wird oft eine »psychosomatische« Störung vermutet), oder es wurde etwas gefunden (z. B. eine chronische Entzündung) und man begnügt sich mit einer symptomatischen medikamentösen Behandlung.

Diagnosen wie »funktionelle Magen-Darm-Beschwerden« oder »Reizdarmsyndrom« scheinen oft etwas hilflose Umschreibungen für Beschwerden, deren Ursache man nicht gefunden hat.

Der 10-jährige Niklas kam mit seiner Mutter in unsere Praxis, weil er seit seinem 3. Lebensjahr an dauernden Bauchschmerzen mit viel Meteorismus litt. Vor einem Jahr wurde schulmedizinisch eine **Lactose- und Fructoseintoleranz** diagnostiziert. Trotz strenger Karenz war er nicht beschwerdefrei. Lactose- und Fructoseintoleranzen sind eigentlich keine Allergien. Es handelt sich um einen Mangel an Enzymen, um Lactose bzw. Fructose aufzuspalten und zu verdauen. Dieser Enzymmangel lässt sich durch Bioresonanz nicht beheben. Oft wird von Patienten die Lactoseintoleranz mit der Milcheiweißallergie verwechselt. Die Lactoseintoleranz ist eine Verdauungsstörung des Milchzuckers, während die Milcheiweißallergie eine immunologische Störung ist. Nicht selten kommen beide

Erkrankungen gemeinsam vor. Bei Niklas therapierten wir den vorhandenen Darmpilz und die ausgetesteten Allergien gegen Kuhmilch (sowohl Eiweiß als auch Milchzucker) und Fructose. Nach sechs Sitzungen war der junge Mann beschwerdefrei und konnte wieder alles essen.

Eine 40-jährige Frau kam wegen heftiger Magen-Darm-Beschwerden in unsere Behandlung. Acht bis zehn Mal täglich setzte sie **breiige Durchfälle** ab. Vier Jahre vorher wurde wegen therapieresistenter Magengeschwüre ein Teil des Magens operativ entfernt. Bei internistischen Durchuntersuchungen im Krankenhaus konnte keine Ursache gefunden werden. Kurz darauf musste auch noch ein Narbenbruch operiert werden. Wir diagnostizierten neben den Narbenstörfeldern lediglich eine Weizenallergie. Nach Weglassen des Weizens war die Patientin nach kurzer Zeit praktisch beschwerdefrei und hatte einen normalen Stuhlgang. Zur Allergiebehandlung waren vier Bioresonanztherapie-Sitzungen notwendig.

Eine 21-jährige Patientin klagte seit einem halben Jahr über Verdauungsbeschwerden mit Bauchschmerzen, Diarrhöen und Meteorismus. Durch eine Darmspiegelung wurde eine **unspezifische Colitis** diagnostiziert. Schulmedizinische Medikamente lehnte sie ab. Die kinesiologische Testung ergab Allergien gegen Kuhmilch, Eiklar und Zitrusfrüchte sowie eine Darmmykose. Nach acht Therapiesitzungen mit der Bioresonanz waren die Beschwerden weitgehend abgeklungen und der Stuhlgang normal.

Die Heilpraktikerin K. K. berichtet von einer jungen Gynäkologin, die im Krankenhaus arbeitete und seit acht Jahren an **Morbus Crohn** erkrankt war. Sie hatte immer wieder starke Durchfälle mit Schleim- und Blutbeimengungen und heftigste Darmschmerzen. Die Diagnose Morbus Crohn war endoskopisch und radiologisch bestätigt worden. Am Anfang der Behandlung nahm sie Cortisontabletten ein. Als Schulmedizinerin stand sie der Naturheilkunde inklusiv der Bioresonanz eher skeptisch gegenüber. Sie beobachtete in der Klinik aber immer wieder, wie Hebammen die Schwangeren mit Homöopathie und Akupunktur erfolgreich behandelten. Auf Empfehlung einer Bekannten kam sie dann in die naturheilkundliche Praxis.

Die Austestung mit der Elektroakupunktur nach Voll ergab eine Kuhmilch- und Weizenallergie sowie eine Candidamykose und eine Quecksilberbelastung durch Amalgam. Es wurden die Allergien gegen Kuhmilch und Weizen, der Darmpilz und die gestörte Darmflora mit der Bioresonanztherapie behandelt. Gleichzeitig wurde eine Amalgamausleitung durchgeführt. Zur Regenerierung der Darmflora wurde ein Präparat mit natürlichen Darmsymbionten verordnet.

Bereits nach den ersten Therapiesitzungen besserten sich die Beschwerden deutlich und die Cortisonmedikation konnte bis auf ein Minimum reduziert werden. Nach 15 Behandlungen war die Patientin nahezu symptomfrei und konnte fast alles wieder ohne Beschwerden essen.

Der 50-jährige R. R. kam wegen seit drei Wochen bestehender Durchfälle in unsere Praxis. Aus der Vorgeschichte war eine **Colitis ulcerosa** bekannt, die allerdings schon seit 13 Jahren symptomlos war. Natürlich befürchtete der Patient ein Rezidiv. Da wir seiner Tochter bereits gut geholfen hatten, wandte er sich nun zur Bioresonanzbehandlung an uns. Der Test ergab eine Kuhmilchallergie sowie eine Belastung mit Salmonella typhimurium und Staphylococcus aureus. Nach zeitweiliger Kuhmilchkarenz und sieben Therapiesitzungen war der Patient weitgehend beschwerdefrei und hatte ein- bis zweimal täglich geformten Stuhl.

> Eine gestörte Darmflora, Pilzbelastungen und Nahrungsmittelunverträglichkeiten gehören zu den Hauptursachen vieler chronischer Magen-Darm-Erkrankungen. Durch gezielte Bioresonanzdiagnose und -therapie lassen sich auch chronische Entzündungsprozesse wie beim Morbus Crohn und der Colitis ulcerosa in vielen Fällen behandeln.

Krankmachende Einflüsse am Arbeitsplatz

Berufskrankheiten

Schwierig wird es, wenn Menschen beruflich mit ihren Allergenen zu tun haben. Auch hier ist es wichtig, dass der Patient mitarbeitet und die entsprechenden Substanzen mitbringt. Denn hier sind unsere Routine-Testsätze nicht ausreichend. Oben haben wir bereits Fälle beschrieben, bei denen Tierhaare beruflich eine Rolle spielen wie bei Laboranten, Zoomitarbeitern und Pferdezüchtern. Aber es gibt auch seltener vorkommende Tierhaar-Allergene.

Ein Jäger reagierte allergisch auf Kontakt zu Rehhaut. Manch ein Tierfreund hätte ihn womöglich gar nicht behandelt. Aber zu viele Rehe sind auch nicht gut für den Wald, sagten wir uns und therapierten den umweltbewussten Waidmann. Ein Landwirt war sehr glücklich, nachdem wir seine Allergie auf Rinderhaare behandelt hatten. Ein anderer reagierte auf Hühnerfedern. Auch Allergien auf Gänsefedern sind nicht selten. Oft werden sie mit einer Hausstauballergie verwechselt, wenn der Patient zwischen seinen Daunenkissen im Bett Beschwerden hat.

Nicht nur tierische, auch pflanzliche Produkte können problematisch sein. Was passiert, wenn der Blumenhändler bei Kontakt zu Rosen, Flieder und Narzissen keine Luft mehr bekommt? Im Gegensatz zu den oben beschriebenen Pollenallergikern sind hier die Duftstoffe der Pflanzen der Übeltäter. Der 50-jährige Blumengroßhändler R. R. bekam seit zwei Jahren zunehmend asthmatische Beschwerden bei seiner Arbeit im Pflanzengroßmarkt. Die Testung ergab neben Allergien auf Kuhmilch und Schimmelpilze auch diverse inhalative Allergien auf (frisch mitgebrachte) Blüten und Kräuter, aber auch auf »Spritzmittel« (Methoxychlor). Nach zehn Bioresonanzbehandlungen ging es ihm deutlich besser und er konnte seine Arbeit auf dem Großmarkt ohne Luftnot fortsetzen. Ein Jahr später meldete er sich noch einmal wegen eines allergischen Schnupfens. Er brachte Lavendel und Thymian sowie einen Tesafilmstreifen mit, den er an der Arbeitsstelle aufgehängt hatte. Auf dem Tesa kann man viele Umweltbelastungen, die bei Allergikern eine Rolle spielen, »auffangen«. Die Therapie brachte nach kurzer Zeit Erleichterung.

Chemikalien am Arbeitsplatz sind ein immer größer werdendes Problem. Eine Verkäuferin bekam Schwindel beim Auspacken von chemisch behandelten Kleidungsstücken. Ein Anstreicherlehrling hatte Hustenanfälle, wenn er mit bestimmten Farben und Lacken arbeitete. Nicht selten bekommen Friseurinnen Ekzeme von Haarfärbemitteln und Haarsprays. Krankenschwestern reagieren auf Desinfektionsmittel und Latexhandschuhe.

Oft muss die Berufsgenossenschaft eingeschaltet werden und dem Betroffenen droht die Berufsunfähigkeit. Umschulungen kosten den Steuerzahler Millionen. Das wird zunehmend auch zum volkswirtschaftlichen Problem. Und wenn der Beruf für den Patienten eine echte »Berufung« war, ist auch der psychologische Aspekt für den Betroffenen nicht unerheblich. Ein Schreiner hatte allergisches Asthma durch Holzstaub. Der Familienbetrieb sollte von ihm übernommen werden. Bevor er sich zur Umschulung entschloss, wollte er erst noch einen Versuch mit der Bioresonanz wagen. Er brachte den unterschiedlichsten Holzstaub und die im Betrieb verwendeten Lacke mit in die Praxis. Er konnte die Schreinerei behalten – ohne Asthma.

Weitere Beispiele in Kurzform und in alphabetischer Reihenfolge (aus dem Buch »Allergie und Schwingung«)[14]:

Der Anstreicherlehrling hustete bei der Arbeit mit bestimmten Lacken.
Der Bauer reagierte auf Rinderhaare.
Der Chemielaborant vertrug keinen Medikamentenstaub.
Der Dachdecker hatte Allergien auf Zement und Putz.
Die Ernährungsberaterin vertrug kein Milcheiweiß.
Die Friseurin hatte Ekzeme von Haarfärbemitteln.
Die Geschäftsfrau bekam Niesanfälle vom Parfüm der Kunden.
Der Hausmeister litt unter einer Schimmelpilzallergie.
Der Ingenieur hatte Neurodermitisschübe durch Baustellenstaub.
Der Jäger vertrug keine Haare von Wildtieren.
Der Koch hatte eine Gewürzallergie.
Der Landwirt hustete bei Kontakt zu Hühnerfedern im Stall.
Der Metzger hatte Probleme bei der Arbeit mit Pökelsalz.
Der Naturwissenschaftler vertrug im Labor keine Desinfektionsmittel.
Der Oberkellner bekam Augentränen bei intensivem Zigarettenrauch.
Der Postbote klagte über eine Allergie auf Druckerschwärze.

---

14 Dr. med. Jürgen Hennecke, Astro-Spiegel-Verlag, Stolberg, ISBN 3-928830-07-4.

Der Rosenverkäufer hatte eine Allergie auf Blütenpflanzen.

Der Schreiner bekam Asthmaanfälle auf Holzstaub in der Werkstatt.

Der Tischler hustete bei der Arbeit mit Holzschutzmitteln.

Der Uhrmacher hatte eine Allergie auf Schmieröle.

Die Verkäuferin bekam Schwindelanfälle beim Auspacken chemisch behandelter Kleidungsstücke.

Die Wollhändlerin reagierte auf Wolle.

Der Zahnarzt vertrug keine Latexhandschuhe.

Alle konnten nach erfolgreicher Bioresonanztherapie ihren Beruf weiter ausüben!

Berufsbedingte allergische Erkrankungen belasten den Patienten in besonderem Maße und stellen ein zunehmendes volkswirtschaftliches Problem dar. Vielen Patienten konnte durch die Bioresonanztherapie eine Umschulung erspart bleiben.

Allergologische Detektivarbeit

Seltene Allergene und Symptome

»Es gibt nichts, gegen das man nicht allergisch sein kann…« Diese Aussage beruht auf jahrzehntelangen Erfahrungen mit den unterschiedlichsten Krankheitsbildern und den ungewöhnlichsten Patienten. Für den Praktiker ist es unerheblich, ob es sich dabei um eine »echte« Allergie, eine »Pseudoallergie« oder eine »Unverträglichkeitsreaktion« handelt. Das Schwierigste ist oft die Diagnose. Wie finde ich die richtige »symptomauslösende« Substanz? Manchmal ist es eine richtige »Detektivarbeit« und die aktive Mitarbeit des Patienten ist dabei unumgänglich.

Eine Frau kam mit einem seit mehreren Monaten andauernden allergischen Schnupfen in die Praxis. Am schlimmsten war es abends im Bett. Natürlich wurden alle infrage kommenden Allergene kinesiologisch durchgetestet. Hausstaub? Schimmelpilze? Bettfedern? Matratze? Alles negativ. Vielleicht das Kopfkissen, der Stoff des Bettbezugs oder das Waschmittel? Auch nicht. Der Ehemann – sein Parfüm, der Schweißgeruch? Negativ, Gott sei Dank! Aber mit dem Ehemann hatte es doch indirekt zu tun: die Zeitung! Die Patientin war allergisch auf »Druckerschwärze«! Immer wenn der Mann abends im Bett die Zeitung las, bekam die arme Frau Niesanfälle.

Nach kurzer ehelicher Bettkarenz wurde ihre Allergie gegen Druckerschwärze und Zeitungspapier mit der Bioresonanz behandelt. Der Mann durfte wieder ins Ehebett – mit Zeitung. Die Schulmedizin hätte sich mit der Diagnostik sicher noch schwerer getan.

Ein Student klagte über Bauchschmerzen. Er beobachtete das Auftreten der Symptome, wenn er Tee getrunken hatte, aber auch nach dem Genuss von Gemüsesuppe und nach Hühnerbrühe. Wir testeten Tee, die verschiedenen Gemüsesorten und Hühnerfleisch. Alles in Ordnung. Und Gewürze oder Zusatzstoffe? Auch nichts. Wo war der gemeinsame Nenner? Das »Leitungswasser«! Hier sieht man, wie wichtig es sein kann, wenn der Patient mitarbeitet und die entsprechenden Substanzen von zu Hause mitbringt.

Mittlerweile haben wir schon häufiger Patienten gegen das eigene Leitungswasser therapiert. Es war sicherlich keine Allergie auf H_2O, sondern eher auf chemische Substanzen, die sich in »gelöster« Form im Leitungswasser wiederfinden: Chlor, Rückstände von Pestiziden und Hormonen, Nitrite, Nitrate oder auch Schwermetalle wie Kupfer und Blei aus alten Wasserrohren.

Noch schwieriger wird es, wenn die Reaktion nicht auf Einzelsubstanzen erfolgt, sondern auf eine Mischung verschiedener Allergene, die einzeln keine Reaktion hervorgerufen hätten. Ein »Englischer Patient« klagte immer wieder über eigenartige Muskelzuckungen. Nach langem Suchen und Testen wurde des Rätsels Lösung gefunden. Nicht die Milch, der Kaffee oder der Zucker allein waren die Übeltäter. Das Allergen war sein morgendlicher heißer Kaffee mit Zucker und Milch! Was kam in den Bicom Eingangsbecher? Ein Glas heißer Kaffee mit Zucker und Milch! Und die Muskelzuckungen verschwanden…

Natürlich hätte er auch Tee trinken können, wird der eifrige Leser anmerken. Man muss ja nicht alles therapieren, manche Sachen kann man einfach weglassen. Das ist prinzipiell richtig. Aber manchem Leidensgenossen sind seine Gewohnheiten viel wert.

Bei Hautausschlägen, Schnupfen, Asthma bronchiale und Darmentzündungen denken viele sofort an allergische Erkrankungen. Aber es gibt auch eine Reihe von Erkrankungen, die der schulmedizinisch ausgebildete Therapeut nicht im Zusammenhang mit allergischen oder »allergieverwandten« Reaktionen sieht.

Manche Patienten klagen über unklare Befindlichkeitsstörungen wie Müdigkeit, Schwindel und Frieren. Alle schulmedizinischen Untersuchungen waren in Ordnung. Viel Stress? Alles nur psychosomatisch? Oder vielleicht doch eine versteckte Nahrungsmittelallergie oder -unverträglichkeit? Der energetische Test gibt Klarheit.

Wussten Sie, dass unverträgliche Nahrungsmittel auch Herz-Kreislaufprobleme verursachen können? Unerklärliche Blutdruckschwankungen und Herzrhythmusstörungen wie gehäufte Extrasystolen oder Herzrasen können allergisch bedingt sein.

Wenig bekannt ist, dass Allergien auch Blasensymptome auslösen können. Patientinnen mit »Reizblase« leiden an häufigem Harndrang, Schmerzen beim Wasserlassen und Druckgefühl im Unterleib, ohne dass ein greifbarer pathologischer Befund erhoben wird. Die Urinprobe ist völlig in Ordnung. Milcheiweiß wurde in solchen Fällen oft als auslösendes Allergen gefunden. Eine Milchkarenz mit anschließender Bioresonanztherapie bringt nach kurzer Zeit Erleichterung. Auch immer wiederkehrende Harnwegsinfekte können nicht selten auf solche Allergien zurückgeführt werden. Die üblichen häufigen oder sogar dauerhaften Antibiotikagaben sind meist nicht mehr nötig.

Frau B. P. litt seit ihrem 18. Lebensjahr an immer wiederkehrenden Blasenentzündungen. Im Alter von 46 Jahren wurde eine »Wanderniere« rechts operiert. Danach traten zusätzlich gehäuft Unterleibsentzündungen und Mundschleimhautentzündungen auf. Die jetzt 62-jährige Patientin klagte zusätzlich über schmerzhafte Arthrosen in den Knien und der rechten Schulter und Hand, die seit drei Jahren bestanden.

Die Testung ergab unter anderem eine Kuhmilchallergie und eine chronische Belastung durch Chlamydien. Die Letzteren sind eine Art »großer Viren«, die unter anderem bei Atemwegserkrankungen, Unterleibserkrankungen, aber (bei chronischem Verlauf) auch bei rheumatoiden Gelenkserkrankungen eine Rolle spielen können.

Mit Bioresonanz wurden die Narben entstört, die Ausleitungsorgane aktiviert, die Kuhmilchallergie und die Pilz- und Chlamydienbelastung therapiert. Nach sechs Behandlungssitzungen fühlte sich die Patientin wesentlich wohler, sie hatte keine Blasenentzündungen mehr gehabt und sogar die Gelenkschmerzen waren deutlich gebessert. Auch bei Kindern mit nächtlichem Bettnässen sollte nach allergischen Reaktionen gefahndet werden.

Bei neurologischen und psychiatrischen Krankheitsbildern können allergische Reaktionen eine Rolle spielen. Dazu gehören einige Formen von Spannungskopfschmerzen oder Migräne. Wechselnde depressive Verstimmungszustände, Angst- und Panikattacken waren bei einem jungen Mann die allergische Antwort auf den Genuss von Nahrungsmitteln, die Hühnerei enthielten. Beim ADS-Syndrom, das weiter unten noch ausführlich behandelt wird, lassen sich praktisch immer Nahrungsmittelallergien nachweisen.

Selbst bei einigen Formen rheumatischer Erkrankungen spielen allergische oder pseudoallergische Reaktionen eine wichtige Rolle. Früher wurde eine Gruppe unerklärlicher Muskel- und Gelenkschmerzen, bei der serologisch keine Antikörper nachgewiesen wurden, oft als »Weichteilrheuma« bezeichnet. In den letzten Jahren kam eine modernere Bezeichnung in die Fachbücher und in die Laienpresse: das »Fibromyalgie-Syndrom«. Die Diagnose wird anhand einer Auswahl an druckschmerzhaften Sehnenansätzen, sogenannten »Triggerpunkten« gestellt. Dieser neuen Diagnose folgte leider keine neue Therapie.

Die Ursache dieser weitverbreiteten Erkrankung bleibt schulmedizinisch ein Rätsel, obwohl nicht selten ein psychosomatischer Hintergrund vermutet wird. Es folgt ein etwas hilfloser Therapieversuch mit Antirheumatika, Antidepressiva und Krankengymnastik. Immerhin wurde ein auffallend häufiges Auftreten von Nahrungsmittelallergien bei dieser Patientengruppe beobachtet.

Aus der Erfahrung vieler Bioresonanztherapeuten kann postuliert werden, dass diese Nahrungsmittel nicht zufälliges »Beiwerk«, sondern höchstwahrscheinlich die »Haupt-Ursache« für die Fibromyalgie sind. Nach entsprechender energetischer Diagnostik und Karenz kam es nicht selten zu dramatischen Verbesserungen des Krankheitsbildes. Die Bioresonanztherapeutin Frau Dr. V. M. erhielt einen Brief von einer »geheilten« Fibro-myalgiepatientin, der hier auszugsweise wiedergegeben werden soll.

»Seit etlichen Jahren, ich weiß nicht mehr, wie viele es sind, bin ich von Arzt zu Arzt gelaufen, da ich unter ständigen ziehenden Schmerzen in allen möglichen Muskeln litt und ständig irgendeine Blockade im Rücken oder Nacken hatte. Manchmal konnten diese mit Spritzen (Quaddeln) behoben werden, ein andermal half dieses auch nicht. Ich bekam von den Ärzten rheumatische Mittel aufgeschrieben, diese halfen nicht und dazu traten auch noch Magenprobleme auf. Mit den Schmerzen im Rücken und den Armen konnte ich ja einigermaßen leben, doch die Schmerzen in den Unterschenkeln waren sehr hinderlich und auch einschränkend (...). Bis Herbst 2002 war mein Leben so weit eingeschränkt, dass ich meinen Haushalt nicht mehr selber sauber halten konnte, da es extrem große Anstrengung bedeutete. Das erholsame Schlafen funktionierte auch nicht mehr, da ich sehr oft von den Schmerzen wach wurde oder morgens sehr früh aufstand, da ich nicht mehr liegen konnte.

Es wurden einige Blutbilder gemacht, die nach Aussage des Arztes nicht besser sein könnten. Die Aussage war, andere Leute würden sich freuen, so ein gutes Blutbild zu haben. Ich war durch die ständigen Schmerzen nicht ausgeschlafen, sehr oft gereizt und darunter litten auch meine drei Kinder und mein Mann (...). Die Diagnose lautete Fibromyalgie. Die Krankheit, erklärte mir der Arzt (Rheumatologe), sei nicht heilbar und man kann auch nichts dagegen tun. Aus diesem Grunde bräuchte ich auch nicht wiederzukommen. Mir bliebe nichts anderes übrig als leichten Sport zu machen, da durch Bewegung die Steifheit in der Muskulatur besser in den Griff zu kriegen wäre… Ich ging zu einem Schmerztherapeuten, der mir zu erklären versuchte, dass, wenn ich meine Schicksalsschläge neu aufarbeiten würde, eine Heilung käme. (…) Ich wechselte dann zu Frau Dr. V. M.

Ich wurde durchgetestet (Elektroakupunktur). (…) dass es rechts- und linksdrehende Milchsäuren gibt. Diese wurden dann bei mir getestet und siehe da, Frau Doktor hatte den Schuldigen gefunden. Wir begannen direkt mit der Behandlung. Nach sechs Sitzungen (Bioresonanz) war ich so gut wie schmerzfrei. Ich konnte meine Wohnung wieder selbst in Ordnung halten, meinem Beruf als Bürokraft wieder nachkommen, wo ich doch manches Mal große Probleme hatte, und ich habe so nach und nach meine Wohnung angefangen zu renovieren.

Mein schönstes Erlebnis aber war Silvester. Wie gesagt, ich bin ein fröhlicher Mensch und habe es immer geliebt zu tanzen, was ich aber schon lange nicht mehr getan habe, da ich dann kurze Zeit darauf unter großen Schmerzen gelitten habe. Aber letztes Silvester war es anders, ich habe drei Stunden auf der Tanzfläche getanzt, dass selbst meine Freunde gefragt haben, was denn mit mir los sei, so würden sie mich gar nicht kennen…«

Diesem eindrucksvollen Brief gibt es nicht viel hinzuzufügen. Viele Therapeuten haben die Beobachtung gemacht, dass Milchprodukte und vor allem die Milchsäure bei der Fibromyalgie offenbar eine große Rolle spielen. Eine mögliche Erklärung könnte sein, dass der Fibromyalgiepatient auf seine körpereigene Milchsäure »allergisch« reagiert. Milchsäure entsteht unter anderem im Muskel bei starker körperlicher Anstrengung. Und was berichten die Patienten: Muskelschmerzen, verstärkt nach körperlicher Anstrengung. Die allergische Reaktion im Muskel führt zu lokalen Entzündungsvorgängen mit Schmerzen.

Selten vorkommende Allergene erfordern eine akribische Suche des Therapeuten unter Mitarbeit des Patienten. Manche Symptome treten nur bei der Kombination verschiedener Substanzen auf. Neben den »klassischen« allergischen Symptomen lassen sich auch viele andere Beschwerden auf Allergie- oder Unverträglichkeitsreaktionen zurückführen.

Angriff auf eigene Zellen

Autoimmunerkrankungen

Bei den bisher beschriebenen allergischen Reaktionen bildet der Organismus Antikörper oder mobilisiert andere Abwehrmaßnahmen gegen Substanzen, die eigentlich für ihn gar keine Gefahr darstellen. Unser Immunsystem wurde geschaffen, um unerwünschte Eindringlinge zu erkennen, abzuwehren oder zu vernichten. Heerscharen von weißen Blutkörperchen und diverse Gruppen von Antikörpern sind ununterbrochen damit beschäftigt, Viren, Bakterien, Pilze und Parasiten auszuschalten und damit den Ausbruch von Krankheiten zu verhindern oder die Heilung einer Erkrankung einzuleiten. Doch welche Gefahr geht von Pollen, Milben oder Milchprodukten aus? Warum werden Abwehrmaßnahmen gegen diese doch ganz harmlosen Substanzen eingeleitet?

Eine Allergie ist die Überreaktion eines fehlgeleiteten Immunsystems. Der Schnupfen hat einen biologischen Sinn zum Ausleiten von Viren, nicht jedoch als Reaktion auf Birkenpollen. Der Durchfall soll Parasiten ausschwemmen und nicht die Getreidekörner vermeiden. Noch schlimmer wird es, wenn das Immunsystem nicht nur »harmlose« Substanzen aus der Umwelt, sondern körpereigenes Gewebe angreift. Dies ist der Fall bei den **Autoimmunerkrankungen**. Als Angriffsziel kommt fast jedes Gewebe und jedes Organ infrage. Zu den häufigsten Autoimmunerkrankungen gehören die Hashimoto-Thyreoiditis und der Morbus Basedow. Hier lassen sich im Blutserum »Autoantikörper« gegen Schilddrüsengewebe nachweisen. Stimulierende Antikörper können zu einer Hyperthyreose (Überfunktion) führen. Aggressive Antikörper führen zu lokalen Entzündungsreaktionen und zerstören das Schilddrüsengewebe, was oft in einer Hypothyreose (Unterfunktion) endet. Immunreaktionen gegen Darmepithelien führen zum Morbus Crohn oder zur Colitis ulcerosa. Antikörper gegen Gelenksgewebe findet man bei der rheumatoiden Arthritis und beim Morbus Bechterew. Seltener kommt es zu Immunreaktionen gegen die Myelinscheiden der Nerven wie bei der Multiplen Sklerose.

Wenn Antikörper gegen die eigene DNS gebildet werden, kann die Erkrankung nahezu jedes Organ betreffen, was beim Lupus Erythematodes der Fall ist. Die Ursache für die Entstehung von Autoimmunerkrankungen liegt noch im Dunkeln. Vermutet wird ein unglückliches Zusammentreffen einer genetischen Disposition mit äußeren Faktoren wie

Viren und Umweltgiften. Ein in den Körper eingedrungenes Virus hat zufällig eine sehr ähnliche Oberflächenstruktur wie beispielsweise die Schilddrüsenzelle. Dann produziert das Immunsystem Antikörper zur Vernichtung des Virus. Dabei werden versehentlich die Schilddrüsenzellen gleich mit vernichtet. Ein ursächlicher Therapieansatz ist schulmedizinisch nicht bekannt. Die Behandlung erfolgt symptomatisch. Eine Schilddrüsenunterfunktion kann substituiert werden und gegen die Entzündung des Darms helfen Antiphlogistika. In schwereren Fällen kommen immunhemmende Substanzen wie Cortison oder Immunsupressiva zum Einsatz. Die hohe Nebenwirkungsrate dieser Medikamente ist bekannt.

»Pech und falsche Gene« fasst die Schulmedizin die Ursache von Autoimmunerkrankungen zusammen. Das Wort »Pech« hört der ganzheitlich denkende Therapeut gar nicht so gerne. An den Genen kann er nichts ändern. Mit energetischen Testmethoden versucht er, die infrage kommenden Belastungsfaktoren aufzuspüren. Häufig werden bei den Autoimmunerkrankungen chronische Belastungen durch Viren und Parasiten, Impfungen und Schwermetalle gefunden. Nicht selten scheinen auch versteckte Nahrungsmittelallergien, Strahlenbelastungen und andere energetische Blockaden eine Rolle zu spielen. Selten findet man nur eine Ursache. Es ist oft das Zusammenspiel unterschiedlicher Belastungsfaktoren, die sich gegenseitig hochschaukeln. Lange Zeit kann der Körper viele Belastungen kompensieren. Doch irgendwann kommt der Punkt, an dem das Fass überläuft.

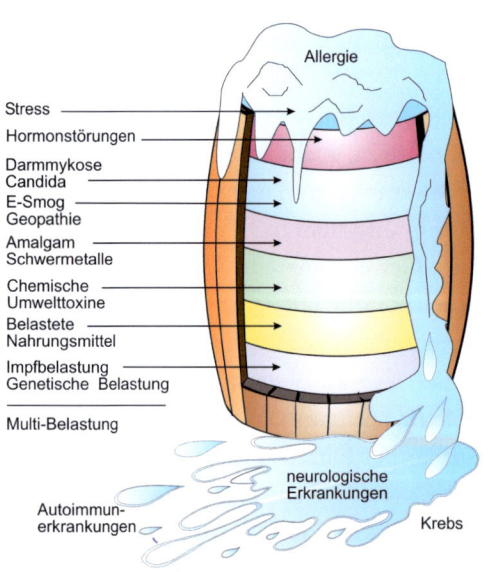

Abb. 21: Chronische Erkrankungen haben oft eine multifaktorielle Ursache.

Der vorher scheinbar gesunde Mensch wird »plötzlich« krank. Vielleicht hat er über Jahre geringfügige Symptome seines Körpers nicht wahrgenommen oder verdrängt. Vielleicht hat er durch eine ungesunde Lebensweise sein Immunsystem geradezu herausgefordert. Ist das Kind einmal in den Brunnen gefallen, ist die »Rettung« umso schwieriger.

Autoimmunerkrankungen sind eine therapeutische Herausforderung, selbst für erfahrene Behandler. Das Ziel des Bioresonanztherapeuten ist es nun, möglichst viele dieser Belastungsfaktoren »auszuleiten«, den Organismus zu »entgiften« und die noch funktionsfähigen Zellen zu stabilisieren. Nicht selten kann das Fortschreiten der Erkrankung aufgehalten werden und einige Symptome können sich bessern oder verschwinden. Voraussetzung ist, dass das Gewebe noch »reaktionsfähig« ist. Bei weit fortgeschrittenen Erkrankungen stößt auch die Bioresonanzmethode an ihre Grenzen. Eine weitere Schwierigkeit stellt die Beobachtung dar, dass Menschen mit Autoimmunerkrankungen oft sehr sensibel auf therapeutische Reize reagieren. Hier muss sehr vorsichtig und respektvoll vorgegangen werden, um nicht einen Krankheitsschub zu provozieren.

Eine 56-jährige Patientin kam in unsere Praxis mit einer **hyperthyreoten Basedow-Struma** und einer chronischen Sinusitis. Sie klagte über ein unangenehmes Druckgefühl im Hals und permanente innere Unruhe. Ein allopathisches Medikament gegen Schilddrüsenüberfunktion musste wegen Unverträglichkeit wieder abgesetzt werden. Die kinesiologische Testung ergab neben der hormonellen Dysbalance und einer geopathischen Belastung auch eine Allergie gegen Kuhmilch, Hausstaub und Schimmelpilze. Bereits nach drei Bioresonanztherapien fühlte sich die Patientin subjektiv wesentlich besser. Das Druckgefühl im Hals war bereits geringer. Da die Patientin von weiter weg herkam, wurde in der Folge nur ein- bis zweimal im Monat therapiert. Neben der Behandlung der Therapieblockaden und des Hormonsystems wurden auch die festgestellten Allergien behandelt. Danach war die Patientin bis auf ein noch gelegentliches, leichtes Druckgefühl im Hals praktisch beschwerdefrei. Die Laborwerte hatten sich ebenfalls gebessert. Für Fachleute: T3 und T4 normal, TSH noch grenzwertig erniedrigt.

Die 47-jährige Patientin M. E. fühlte sich durch und durch »schlapp und krank«. Die schulmedizinischen Diagnosen waren **euthyreote Hashimoto-Thyreoiditis**, rezidivierende Gelenkentzündungen, chronische Sinusitis, migräneartige Kopfschmerzen, Wechseljahrsbeschwerden und Reizmagen. Es erfolgte ein Schlafplatzwechsel wegen der geopathischen Belastung. Die Darm-Mykose wurde saniert und die Narben der Mandeloperation entstört. Bereits nach drei Bioresonanzbehandlungen fühlte sich Frau E. leistungsfähiger, hatte weniger Magenschmerzen und keine Kopfschmerzen mehr. Nach weiteren drei Therapien waren auch die Gelenkschmerzen verschwunden, sie fühlte sich »pudelwohl« und war weitgehend beschwerdefrei.

Eine junge Patientin mit **rheumatoider Arthritis** kam in die Behandlung des Heilpraktikers C. D. Sie hatte seit mehr als zwei Jahren starke Gelenkschmerzen an Knien, Rücken, Händen und Füßen. Sie wurde von den Eltern in die Praxis gebracht, die sie beim Gehen stützen mussten. Sie konnte sich nur unter starken Schmerzen bewegen und war nicht in der Lage, ihrem eigenen Kind die Schuhe zuzubinden oder eine Konservendose aufzumachen. Die Patientin wurde mit Unmengen diverser Medikamente behandelt, die jedoch nicht halfen. Der Zustand verschlimmerte sich ständig. Eine vorgeschlagene »Chemo-Therapie« lehnte sie ab. Außerdem litt sie seit dem 10. Lebensjahr an Epilepsie.

Neben der Behandlung mit Homöopathika und Enzymen wurde eine Bioresonanztherapie durchgeführt. Es kamen unter anderem Programme zur Toxinausleitung, zum Lösen von Blockaden, zur Stabilisierung von Nieren und Gelenken zum Einsatz. Schon während der Therapie ging es ihr deutlich besser und sie fasste wieder Mut. Nach 16 Behandlungen war sie weitgehend beschwerdefrei, selbst die Epilepsie-Medikamente konnten reduziert werden. Zuletzt kam sie mit schicken Schuhen in die Praxis und berichtete stolz, dass sie ihren Haushalt vollkommen selbst versorgt und nicht mehr auf fremde Hilfe angewiesen sei. Die Gelenkschwellungen waren fast völlig verschwunden. Sie hatte eine neue Stelle als Schuhverkäuferin angenommen und der Beruf machte ihr viel Freude. Gelegentlich spürte sie noch Schmerzen in den Knien nach langem Stehen, aber die Füße waren schwellungsfrei. Sie machte den Führerschein und fühlte sich ungeheuer glücklich.

Der Heilpraktiker H. S. berichtet von einer Patientin, die mit der Diagnose **Multiple Sklerose** in seine Praxis kam. Die Elektroakupunktur-Testung ergab eine latente Milcheiweiß-Unverträglichkeit, eine chronische Belastung mit Herpes-Viren sowie eine Impfbelastung durch die FSME-Impfung. Am Anfang der Bioresonanztherapie klagte die Patientin über starke Müdigkeit sowie Flimmern vor den Augen und Störungen des Nahsehens. Diese Erstreaktionen verschwanden bei vorsichtiger Fortführung der Behandlung.

Nach insgesamt 16 Therapiesitzungen war die Patientin völlig beschwerdefrei. Die Computertomografie-Kontrolle zeigte einen deutlichen Rückgang der zuvor festgestellten Herde. Der behandelnde Neurologe sprach von einer »möglichen Spontanheilung« oder einer eventuellen »Fehlinterpretation« der früheren Aufnahmen. Anmerkung des Verfassers: »Spontanheilungen« kommen während einer laufenden Bioresonanztherapie überraschend häufig vor…

Bei Autoimmunerkrankungen bildet der Organismus Antikörper gegen körpereigenes Gewebe. Mit der Bioresonanzmethode können mögliche Ursachen der Erkrankungen effektiv behandelt werden. Eine Besserung der Symptomatik wurde unter anderem bei der Thyreoiditis sowie bei einigen Formen von rheumatischen und neurologischen Erkrankungen beobachtet.

Latente Belastung durch Krankheitserreger

Chronische Infektionskrankheiten

Kennen Sie die Menschen mit den Lippenbläschen? Es handelt sich um eine Infektion mit dem **Herpes-simplex-Virus**. Nach Abheilen der akuten Symptome ist der Virus keineswegs völlig eliminiert. Er »versteckt sich« in den Nervenzellen, schlummert unauffällig vor sich hin und wartet nur darauf, dass das Immunsystem des Wirtsorganismus ausreichend geschwächt ist. Das kann ein grippaler Infekt sein, zu viel Sonneneinstrahlung, manchmal auch nur eine negative Emotion wie »Ekel«. Dann kann der Virus wieder aktiv werden, sich vermehren und seinen »Wirt« mit einem erneuten Schub juckender und schmerzender Bläschen quälen.

Viele Menschen haben nur gelegentlich und in großen Abständen einen solchen »Herpes-Schub«. Es gibt aber auch Patienten, die alle paar Wochen unter solchen Schüben leiden. Die Ausschläge können länger bestehen und sich über größere Hautflächen ausbreiten. Küssen ist unmöglich und nicht nur deshalb ist die Lebensqualität über längere Zeiten erheblich beeinträchtigt. Durch drei bis vier Bioresonanztherapien haben wir schon vielen solchen Patienten helfen können. Über Monate, manchmal Jahre, hatten diese Patienten dann Ruhe vor neuen »Bläschen-Attacken«.

Das Behandlungsprinzip beruht auf zwei Säulen. Es werden Programme appliziert, die unspezifisch die Funktion des Immunsystems verbessern und die Virusabwehr aktivieren. Dann wird der Virus selbst mit seiner eigenen »Gegen-Schwingung« konfrontiert.

Bei akutem Infektionsschub kann das »Virus-Material« direkt aus dem Inhalt der Bläschen gewonnen werden. Es stehen jedoch auch entsprechende Testampullen zur Verfügung. In diesen Ampullen befindet sich entweder die Schwingungsinformation des verdünnten Virusmaterials oder eine potenzierte Darreichungsform. Durch homöopathische »Verdünnung und Verschüttelung« wird eine »Nosode«[15] hergestellt, ein Medikament, das sich ebenfalls aufgrund seiner Schwingungseigenschaften zur Behandlung chronischer

---

[15] Nosoden sind sterilisierte und pyrogenfreie, nach homöopathischen Gesetzen potenzierte Arzneimittel. Ausgangsmaterialien können Mikroorganismen (z. B. Bakterien) sein, unbelebte Substanzen (z. B. Schadstoffe) oder gesundes oder pathogenes organisches Material (z. B. Gewebe, Sekrete).

Infektionen des entsprechenden Erregers eignet.

Zahlreiche Nosoden sind in den letzten Jahren vom Markt genommen worden. Die Argumentation ist etwas merkwürdig. Einerseits wird behauptet, dass in den hoch verdünnten Nosoden kein Molekül des Ursprungsstoffs mehr drin ist und sie deshalb unwirksam sind, andererseits wird eine mögliche Übertragung von Infektionen befürchtet. Mit der Bioresonanz ist eine (Nosoden-)Therapie nach wie vor möglich und auch völlig unbedenklich. Es wird ja nichts geschluckt oder gespritzt, sondern nur »aufgeschwungen«.

Auch andere Viren können zu chronischen Belastungen im Körper führen. Der **Herpeszoster-Virus** verursacht Windpocken oder die Gürtelrose. Gefürchtet sind die auch nach Abheilen der Bläschen oft noch weiter bestehenden Nervenentzündungen (Post-Zoster-Neuralgien). Eine Bioresonanztherapie kann das Auftreten verhindern oder im Nachhinein noch lindern.

Dr. med. F. B. berichtet von einer 76-jährigen Patientin mit Gürtelrose im Lendenwirbelsäulenbereich mit ischialgieformer Ausstrahlung ins linke Bein. Nach der Behandlung mit Aciclovir-Tabletten heilten die Bläschen zwar ab, die Schmerzen blieben jedoch bestehen. Nach weiteren zwölf Tagen hatten sich die Schmerzen im ganzen Bein ausgebreitet, verbunden mit Hitzegefühl, beeinträchtigtem Allgemeinzustand und Fußrückenödem. Sie konnte in keinen Damenschuh mehr hinein und betrat die Praxis hinkend am Arm ihres Mannes. Nach der ersten Bioresonanzbehandlung wurden die Schmerzen deutlich besser, es blieb jedoch das subjektive Gefühl, einen schweren, lahmen Klotz am Bein zu haben. Nach der zweiten Behandlungssitzung war das »Klotzgefühl« verschwunden und die Patientin verließ die Praxis fast jugendlichen Schrittes. Sie passte auch wieder in ihre Schuhe hinein und fuhr kurz darauf auf Wanderferien nach Nepal.

Problematisch wird in zunehmendem Maße das **Epstein-Barr-Virus**. Die akute Infektion verläuft als **Pfeiffersches Drüsenfieber (Mononukleose)** mit Mandelentzündung und hohem Fieber, Lymphknotenschwellung, Hautausschlag, Gelenkschmerzen, nicht selten mit Leberentzündung und Milzschwellung. Leider sind die Erscheinungen nicht immer so ausgeprägt, wie es im Lehrbuch steht, und oft wird die Erkrankung im akuten Schub nicht diagnostiziert.

Das Epstein-Barr-Virus gehört auch in die Gruppe der Herpes-Viren und neigt dazu, auch lange nach der akuten Infektion noch aktiv zu bleiben oder aber bei »günstiger« Gelegenheit wieder »reaktiviert« zu werden. Dies führt nicht selten zu chronischer Müdigkeit, Leistungsabfall, rezidivierenden Lymphknotenschwellungen, Infektanfälligkeit oder einer Neigung zum Auftreten von Allergien (vor allem gegen Nahrungsmittel).

Die 14-jährige Michelle erkrankte vor acht Monaten an Pfeifferschem Drüsenfieber. Danach litt sie unter chronischer Müdigkeit und einem permanenten Erschöpfungszustand. Gleichzeitig entwickelte sich eine Hypothyreose (Autoantikörper im Rahmen des Virusinfekts). Sie nahm acht Kilogramm an Gewicht zu und fühlte sich immer unwohler in ihrer Haut. Die Mutter klagte, dass sich ihre früher lebenslustige Tochter auch psychisch vollkommen geändert habe. Sie war nicht nur ständig müde, sondern auch launisch und aggressiv. »Das war nicht mehr mein Kind.« Außer der Substitution durch Schilddrüsenmedikamente waren die Schulmediziner machtlos. »Sie können machen, was Sie wollen, wir können Ihnen nicht helfen«, sollen die behandelnden Ärzte den Eltern gesagt haben.

Die Testung ergab neben der Virusbelastung und den schon von früher bekannten Allergien gegen Hausstaub, Tierhaare und Pollen auch eine chronische Kuhmilchallergie. Die Bioresonanztherapie bei Michelle war nicht einfach. Während und nach jeder Sitzung hatte sie nicht unerhebliche Kreislaufstörungen, sodass die Therapieprogramme auf ihre Situation angeglichen und teilweise reduziert werden mussten. Danach ging es ihr von Mal zu Mal besser. Nach der 6. Therapiesitzung berichtete die Mutter, dass Michelle nicht mehr so müde war und lebenslustiger geworden sei. Ihr Verhalten habe sich geändert, sie sei wieder »die Alte«.

Auch andere Viren können mitverantwortlich für das Auftreten von chronischen Erkrankungen sein. Hierzu gehören die Viren für Zytomegalie, Hepatitis, Masern, Mumps und andere. Dr. Rummel[16] postuliert, dass bei den meisten Krankheiten des allergischen Formenkreises chronische Viruserkrankungen eine entscheidende Rolle spielen. Er kann dann bei diesen Patienten auch erhöhte Antikörpertiter dieser Viren im Blut nachweisen. Die Bioresonanztherapie über die entsprechenden Virus-Nosoden ist ein wichtiger Schritt in seinem Behandlungskonzept der »Allergischen Diathese« (Allergiebereitschaft).

---

[16] Dr. G. L. Rummel: Bioresonanz, Zukunft und Chance der Medizin, Verlag Laub GmbH & Co., 2009.

Bei **Impfungen** werden Viren und Bakterien in abgetöteter oder abgeschwächter Form in den Organismus injiziert. Der Sinn der Impfung ist es, das Immunsystem zur Antikörperbildung gegenüber diesen Keimen anzuregen. Diese können bei einer späteren Infektion schneller eingreifen und die Erkrankung verhindern oder abschwächen. Man kann sich vorstellen, dass hier ähnliche Reaktionen auftreten können, wie nach »echten« Infektionen. Schwerwiegende Nebenwirkungen von Impfungen sind glücklicherweise selten, müssen vom Arzt gemeldet werden und werden statistisch überwacht. Die Dunkelziffer dürfte weitaus höher liegen.

Viele Symptome werden gar nicht in Zusammenhang mit einer vielleicht schon Wochen oder Monate zurückliegenden Impfung gebracht. Plötzlich klagen die Kinder (oder Erwachsenen) über Kopfschmerzen, Bauchschmerzen, Gelenkbeschwerden oder Leistungsabfall. Oder es treten »ohne erkennbare Ursache« neue Allergien auf und führen zu Neurodermitis, Asthma oder Hyperaktivität.

Eines der ersten und eindrucksvollsten Beispiele für »Impfschäden« in unserer Praxis war eine damals 30-jährige Arzthelferin. Sie erkrankte plötzlich an merkwürdigen »grippeartigen« Symptomen: Müdigkeit, Kopfschmerzen und Gliederschmerzen, jedoch ohne Halsschmerzen, Husten oder Fieber. Wir behandelten zunächst symptomatisch mit homöopathischen Mitteln – ohne Erfolg. Von Tag zu Tag ging es ihr schlechter. Die Gelenk- und Muskelschmerzen wurden so stark, dass sie kaum noch die Treppe hinaufsteigen konnte. Die jetzt durchgeführte Blutuntersuchung war weitgehend unauffällig, bis auf eine leichte »Eosinophilie«. Diese Vermehrung einer Untergruppe der weißen Blutkörperchen kann auf Würmer oder auf Allergien hinweisen. Aber die junge Frau hatte bisher nie mit Allergien zu tun. Schließlich fiel ihr ein, dass sie sich eine Tetanus-Auffrischimpfung hatte geben lassen – kurz vor Auftreten dieser unklaren Symptome. Wir testeten die Tetanus-Ampulle als Belastung und therapierten sie sofort mit dem Bioresonanzgerät. Innerhalb von zwei Tagen waren alle Symptome verschwunden.

Ein 22-jähriger Student litt seit Monaten unter Dauerschnupfen. Die Nase lief fast permanent und der Verbrauch an Einmaltaschentüchern war entsprechend hoch. Die Allergietestungen auf Nahrungsmittel, Hausstaub und Schimmelpilze waren unauffällig. Nach langem Suchen wurde der Übeltäter gefunden: die Hepatitis-A- und B-Impfung. Er hatte sie sich einige Monate vorher für einen Thailandurlaub geben lassen. Nach zweimaliger Bioresonanzausleitung war die Nase wieder frei.

Bei mehreren jungen Leuten haben wir unklare Bauchbeschwerden nach der Hepatitis-Impfung erlebt. Auch die Gebärmutterhalskrebs-Impfung bei jungen Frauen scheint nicht unproblematisch zu sein. Kopfschmerzen, Bauchschmerzen und Müdigkeit bis hin zu depressiven Verstimmungen haben wir beobachtet.

Bei kleinen Kindern spielen die Mehrfachimpfungen die größte Rolle. Die Vermutung liegt nahe, dass das noch nicht ausgereifte Immunsystem durch die gleichzeitige Konfrontation mit zu vielen Erregern überfordert ist und »überreagiert«. Das könnte bei entsprechender Disposition zum Auslösen von Allergien und Autoimmunerkrankungen führen, oder auch anderer körperlicher oder psychischer »unklarer Symptome«.

Glücklicherweise haben wir vielen Patienten durch »Ausleiten« des Impfstoffes mit Bioresonanz helfen können, auch wenn die Impfung schon Monate oder Jahre zurücklag. Man kann sich fragen, ob wirklich alle Impfungen unbedingt notwendig sind. Vor 30 Jahren erhielten kleine Kinder 4 Impfungen, heute werden 15 Impfungen empfohlen. Sinnvoll könnte auch die Verabreichung einzelner Impfstoffe in größeren Abständen sein. Mittlerweile kommen Mütter mit ihren Kindern schon zur »Vorbeugung« in die Praxis. Eine Bioresonanzbehandlung vor der zu verabreichenden Impfung und eine prophylaktische Ausleitung sofort danach kann das Risiko von »Impfschäden« erheblich senken. Der Impfschutz wird dadurch nicht beeinträchtigt.

Kommen wir zurück zu den auf natürlichem Wege ausgelösten Infektionskrankheiten. Neben Viren spielen einige Arten von **Bakterien** eine wichtige Rolle. Infektionen durch **Streptokokken** oder **Staphylokokken** können zu Angina, Sinusitis, Bronchitis oder Hautentzündungen führen. Wir hatten Patienten, die alle paar Wochen an Angina tonsillaris erkrankten. Andauernd wurden Antibiotika verabreicht. Der Termin zur Tonsillektomie (Mandeloperation) stand schon fest. Ein letzter Versuch mit der Bioresonanz war erfolgreich. Neben den vorliegenden Nahrungsmittelallergien wurden mehrfach Streptokokken »ausgeleitet«. Vermutlich wird durch die Virulenz und Aggressivität der Erreger herabgesetzt und gleichzeitig die Abwehr des Immunsystems gegen diese Bakterien gestärkt. Auf jeden Fall hatten unsere Patienten für viele Monate Ruhe vor einer neuen Infektion. Auch chronische Belastungen von Pneumokokken, Helicobacter und Salmonellen wurden schon erfolgreich behandelt.

Eine bakterielle Erkrankung, die in letzter Zeit gehäuft auftritt und nicht immer leicht behandelbar ist, ist die **Borreliose**. Meist werden die Erreger über Zecken, aber auch durch Bisse anderer Insekten übertragen. Die Krankheit verläuft in drei Stadien. Zunächst entsteht ein roter Hof um die Bissstelle, der sich ausbreitet und wandern kann (Erythema migrans). Die Hauterscheinungen heilen nach einigen Tagen auch von alleine ab. Die Ruhe ist jedoch trügerisch. Die Borrelien »verstecken« sich im Organismus und können viele Monate nach der Infektion rheumaartige Gelenksentzündungen hervorrufen (2. Stadium). Das dritte Stadium kann sich Monate bis Jahre nach der Infektion manifestieren. Durch Befall der Nervenzellen können neurologische Symptome auftreten wie Kopfschmerzen, Sensibilitätsstörungen und Lähmungserscheinungen. Antibiotika helfen am besten, wenn sie im ersten Stadium möglichst früh gegeben werden. Mit der Bioresonanztherapie kann der Krankheitsverlauf in jedem Stadium günstig beeinflusst werden.

Die Ärztin Dr. B. F. behandelte eine 42-jährige Patientin, die seit Dezember 1992 an Schmerzen, Schwellungen und Bewegungseinschränkungen der Sprunggelenke, Knie und Handgelenke litt. Die Laborwerte sprachen gegen eine rheumatische Erkrankung und zunächst wurde eine Fibromyalgie vermutet. Die Leberwerte waren erhöht und schließlich wurde die Diagnose über den Nachweis von Antikörpern gegen Borrelien gestellt. Mehrere Serien mit Antibiotika brachten keine Besserung. Die Ärztin führte zunächst eine Darmsanierung durch und behandelte die Patientin mit Phytotherapeutika, Homöopathika und Neuraltherapie. Hierdurch waren die starken Beschwerden etwas gelindert, die Situation war jedoch insgesamt noch unbefriedigend.

1996 erwarb Frau Dr. B. F. ein Bioresonanztherapiegerät und setzte es sofort bei dieser Patientin ein. Daraufhin besserte sich die Lebensqualität beträchtlich. Die Patientin konnte wieder Sport treiben und den Alltag bewältigen. Auch die Laborwerte der Leber besserten sich. Dennoch traten in abgeschwächter Form Borrelioseschübe mit entzündlichen Gelenkbeschwerden auf.

Ein neuer Bioresonanzversuch wurde 2004 unternommen. Mit entsprechenden Testampullen wurden Schwermetalle, chemische Belastungen, Mykotoxine, Schimmelpilze und die Borrelien bei gleichzeitiger Stabilisierung der Leber ausgeleitet. Danach kam es zur endgültigen Symptomfreiheit. Ein langer, aber positiver Weg…

Hefepilze wie Candidaarten und Schimmelpilze können ebenfalls chronische Belastungen für Patienten darstellen. Über die Problematik der Darmmykose wurde oben schon ausführlich berichtet. Schimmelpilze siedeln sich gerne in »lufthaltigen« Hohlorganen wie Nasennebenhöhlen und Bronchien an. Sie können bei der chronischen Sinusitis und beim Asthma bronchiale eine entscheidende Rolle spielen. Die von Pilzen produzierten Giftstoffe wie Aflatoxine oder Fuselalkohole können Stoffwechselvorgänge blockieren.

Die Rolle von Parasiten als eigentliche Ursache vieler chronischer Erkrankungen wird seit einigen Jahren in der Alternativmedizin diskutiert. Bahnbrechende Arbeiten wurden von der amerikanischen Biologin Hulda Clark vorgelegt. Selbst Krebserkrankungen hat sie durch konsequente Beseitigung der Parasiten über Phytotherapie und Zapper-Technologie behandeln können. Der Heilpraktiker Alan Baklayan hat Möglichkeiten der Therapie von Parasiten mit Unterstützung der Bioresonanz aufgezeigt und berichtet in zahlreichen Büchern über seine Erfolge.

Abschließend soll noch darauf hingewiesen werden, dass nicht jeder Krankheitserreger, der im energetischen Test als Belastung erscheint, auch zwangsläufig die Ursache für das Krankheitsgeschehen sein muss. Viele Viren, Bakterien und Parasiten tummeln sich in unserem Körper herum, ohne nennenswerte Schäden anzurichten. Sie verschwinden dann auch ohne spezielle Behandlung, wenn der Organismus in seiner allgemeinen Abwehrfunktion gestärkt werden konnte.

Chronische oder unvollständig ausgeheilte Infektionen mit Viren, Bakterien, Pilzen und Parasiten können mit der Bioresonanzmethode aufgespürt und behandelt werden. Auch gesundheitliche Probleme nach Impfungen lassen sich günstig beeinflussen.

Versteckte Gifte

Chronische Toxinbelastungen

Noch nie musste sich der menschliche Organismus im Laufe seiner Evolution mit so vielen Umweltgiften und Toxinbelastungen auseinandersetzen wie in der heutigen Zeit. Auch früher gab es schon Erkrankungen bei Menschen, die aufgrund ihrer beruflichen Tätigkeit Schwermetallen wie Blei, Kupfer, Quecksilber usw. ausgesetzt waren. Hier hat sich durch moderne Arbeitssicherheitsbestimmungen sicherlich vieles zum Positiven verändert. Dafür kamen durch die Fortschritte der modernen Chemie in den letzten Jahrzehnten immer mehr »unnatürliche« Produkte wie Pestizide, Kunststoffe, Farbstoffe, Konservierungsstoffe und viele mehr in unsere Umwelt.

Die Auswirkungen sind nicht immer unmittelbar spürbar und werden oft unterschätzt. Auch gibt es für viele chronische Toxinbelastungen keine typischen Symptome, welche auf die Ursache hindeuten könnten. Die Menschen suchen ärztliche Hilfe wegen unklarer Müdigkeit, Kopfschmerzen, Nervosität und anderer eher unspezifischer Befindlichkeitsstörungen. Zu leicht wird der – heute sicherlich auch zunehmende – Stress dafür verantwortlich gemacht.

Glücklicherweise kann der Organismus toxische Belastungen lange Zeit kompensieren, der Körper ist in der Lage, Giftstoffe zu erkennen, biochemisch »abzubinden« und auszuscheiden. Gelingt dies nicht in ausreichendem Maße, werden Giftstoffe auch im Fett- und Bindegewebe zwischengelagert, um die Zellen lebenswichtiger Organe zu schützen. Die Entgiftung erfolgt über das Blut- und Lymphsystem und über hierfür spezialisierte Ausleitungsorgane. Hierzu gehören das Leber-Galle-System, die Nieren, der Darm, die Lunge und die Haut. Sind diese Systeme durch die Menge oder die Vielzahl der zu entgiftenden Substanzen überlastet, kommt es in zunehmendem Maße zum Auftreten der oben beschriebenen Symptome.

Eines der Hauptziele vieler naturheilkundlicher Behandlungsmethoden ist die Entgiftung und Entschlackung des Körpers. Hierzu gehört natürlich eine ausreichende Flüssigkeitszufuhr, das heißt trinken, trinken und nochmals trinken. Und zwar möglichst viel mineralarmes Wasser und nicht Tee, Kaffee, Säfte oder Limonaden. Womit wird ein schmutziges Haus geputzt? Sicherlich nicht mit Limonade…

Im Ayurveda, der traditionellen altindischen Medizin, wird empfohlen, viel »heißes« Wasser zu trinken. Der Körper verbraucht dadurch keine Energie für das Aufwärmen des kalten Wassers auf Körpertemperatur und die Ausleitung erfolgt viel schneller. Das ist für Patienten anfangs sehr ungewohnt, wird aber meist dankbar übernommen und umgesetzt.

Eine weitere Möglichkeit ist die Aktivierung der Ausleitungsorgane. Hier hat die Naturheilkunde viele Möglichkeiten. Phytotherapeutisch werden Tees und Medikamente mit Pflanzenextrakten zur Stimulation der Ausleitung über Leber, Nieren und Lymphe angeboten. Ähnliche Wirkungen haben homöopathische Einzel- und Komplexmittel. Orthomolekulare Substanzen wie hoch dosierte Vitamine, Mineralien und Aminosäuren kommen ebenso zum Einsatz wie Algenextrakte und Chelatbildner.

Auch mit der Bioresonanzmethode lassen sich solche Effekte erreichen. Hierbei wird die Schwingungsinformation der Ausleitungsorgane und entsprechender Körpersekrete über Elektroden aufgenommen und nach Modulation im Bioresonanzgerät dem Körper als spezifischer Reiz wieder zugeführt. Auch das direkte Aufschwingen stabilisierender und aktivierender Substanzen und Medikamente ist möglich. Hier hat die Bioresonanzmethode schon alleine eine deutliche Wirkung, sie kann aber auch problemlos mit anderen naturheilkundlichen Verfahren kombiniert werden.

Neben diesen unspezifischen Entgiftungsmaßnahmen hat die Bioresonanzmethode die Möglichkeit, auf spezielle Giftstoffe, die den Organismus schädigen, positiv einzuwirken. Durch energetische Testmethoden kann über entsprechende Testampullen herausgefunden werden, ob der Patient an einer toxischen Belastung durch Chemikalien oder Schwermetalle leidet.

Die Ausleitung erfolgt durch das Bioresonanztherapiegerät. Dem Körper wird die erzeugte »Gegenschwingung« des Toxins zugeführt, ähnlich wie bei der oben beschriebenen Allergietherapie. Genauso wie Mineralien und Vitamine können auch Giftstoffe vermutlich nicht direkt durch die Zellmembran ins Zellinnere eindringen, sondern sie werden zunächst in ein Cluster von organisierten Wassermolekülen eingebettet. Wahrscheinlich kann die Bioresonanzschwingung die Clusterstruktur empfindlich stören. Dadurch wird zweierlei erreicht: Der Organismus kann mit dem Toxin besser umgehen und er kann es leichter aus dem Körper eliminieren. Der Patient jedenfalls bemerkt subjektiv eine deutliche Besserung seiner Krankheitssymptome. Es gibt mittlerweile viele Beispiele für Heilungserfolge mit Bioresonanz bei akuten und chronischen Toxinbelastungen.

Die Heilpraktikerin E. G. berichtet über einen vierjährigen Jungen, der aus dem Türkeiurlaub schwer krank nach Hause kam. Er litt unter häufigem Nasenbluten, Appetitlosigkeit, Schwächegefühl und hochgradigem Gewichtsverlust. In der Klinik war er diagnostisch »auf den Kopf gestellt worden«, ohne dass eine Erklärung dafür gefunden werden konnte. Der Junge wurde zunehmend schwächer und alle waren ratlos, sodass die Mutter schließlich die Heilpraktikerin aufsuchte. Als der Junge die Treppe zur Praxis hochkam, hohlwangig und mit starkem Nasenbluten, bot er ein Bild des Jammers.

Im Laufe der Anamnese erzählte die Mutter, dass sie kurz vorher in der Türkei in einem sehr guten, neuen und edlen Hotel untergebracht waren. Alles sei in Ordnung gewesen und die Kinder hätten sich den ganzen Tag im kristallklaren Swimmingpool aufgehalten. Sogar der Badeanzug der älteren Tochter sei am Ende des Urlaubs ganz ausgeblichen gewesen.

Jetzt wurde Frau E. G. hellhörig, denn das konnte ein Zeichen von extremer Chloreinwirkung sein. Die Heilpraktikerin schickte die Mutter sofort in die nächste Apotheke, um Chlor zu besorgen. Dieses Chlor wurde über das Bioresonanzgerät invertiert und aufgeschwungen. Nach nur zwei Minuten Therapie riss der Junge die Augen auf und sagte: »Mama, ich hab´ Hunger!« Er bekam zusehends rosige Haut und sein gesamtes Erscheinungsbild besserte sich von Minute zu Minute. Der Zustand des Jungen war seitdem stabil, bei einer späteren Begegnung mit der Therapeutin sagte die Mutter, dass der Junge nach wie vor »pumperlgesund« sei.

Nicht immer geht es so schnell wie beim vorbeschriebenen Fall einer »akuten Chlorvergiftung«. Aber auch in Fällen von chronischen Toxinbelastungen hat sich die Bioresonanzmethode bewährt. Ein 36-jähriger Mann kam in unsere Praxis, weil er seit Jahren an rechtsseitigen Oberbauchschmerzen litt, die nach fast jedem Essen auftraten. Er war schulmedizinisch komplett durchuntersucht worden. Die Laboruntersuchungen zeigten seit Jahren erhöhte Leberwerte, sodass der Hausarzt schon einen Alkoholabusus vermutete. Der arme Mann trank jedoch keinen Schluck Alkohol, wie er glaubhaft versicherte.

Die kinesiologische Durchtestung ergab eine Toxinbelastung durch Methoxychlor und Lindan. Jetzt berichtete der Patient, dass er jahrelang im Gartenbau gearbeitet hatte und solche Substanzen als Pestizide für Weihnachtsbäume und andere Pflanzen benutzt wurden. Die liege aber schon Jahre zurück, mittlerweile arbeite er als Hundetrainer. Mit der Bioresonanz aktivierten wir die Leberentgiftung und leiteten die beiden Giftstoffe aus. Nach sechs Behandlungssitzungen waren die Schmerzen nach dem Essen verschwunden und die Leberwerte hatten sich gebessert. Für Insider: die Gamma-GT sank von 315 auf 120 und sogar der Cholesterinwert verbesserte sich von 254 auf 207!

Toxische Belastungen als Krankheitsursache werden nicht selten bei Patienten ausgetestet. Häufig wurden chronische Belastungen durch Formaldehyd und Holzschutzmittel gefunden. Xyladecor und Xylamon wurden in den sechziger und siebziger Jahren zur Konservierung von Holzdecken und Gartenzäunen benutzt. Patienten berichten oft nach der Austestung, dass sie jahrelang in einer Wohnung mit Holzböden oder Holzdecken gelebt haben oder diese selbst angestrichen hätten.

Erstaunlicherweise besserten sich jahrelang bestehende Symptome nach der Bioresonanzausleitung, obwohl schon lange kein aktueller Kontakt zu den Giftstoffen mehr besteht. Auch Schwermetalle werden nicht selten als toxische Belastung getestet, zum Beispiel Blei aus alten Wasserleitungen oder Aluminium nach jahrelangem Gebrauch alter Kochtöpfe.

Das am häufigsten getestete Schwermetall ist Quecksilber. Da dies der Hauptbestandteil von Amalgamfüllungen in den Zähnen ist, laufen schon seit Jahren Prozesse von geschädigten Patienten gegen die Amalgamhersteller. Trotz zahlreicher Gutachten konnten sich die Gerichte nicht zu einem eindeutigen Urteil durchringen. Die Verwendung von Amalgamplomben bei Schwangeren und Kindern wurde jedoch verboten. Bei allen anderen ist Quecksilber harmlos?

Die Erfahrungen vieler naturheilkundlicher Therapeuten sprechen eine deutliche Sprache. Nach sorgfältiger Amalgamsanierung durch den Zahnarzt mit anschließender Ausleitung besserten sich die Krankheitssymptome bei vielen chronisch kranken Patienten, bei denen die schulmedizinische Behandlung nicht helfen konnte.

Die Ärztin Dr. M. C. berichtet von einer Patientin Ende 20, die seit 10 Jahren an Tinnitus auf beiden Ohren und deswegen an schweren Depressionen bis hin zu Selbstmord-gedanken litt. Nach der Therapie von Nahrungsmittelallergien und einer Amalgam-ausleitung verschwand der Tinnitus vollständig, was vom HNO-Arzt bestätigt werden konnte.

Eine 32-jährige Frau kam zur Amalgamsanierung, weil sie unzufrieden mit ihrem Gewicht war. Nach der dritten Therapiesitzung hatte sie schon vier Kilogramm an Gewicht abgenommen. Am Ende der Behandlung berichtete sie, welche Symptome sich dadurch noch gebessert hatten: Mattigkeit, Konzentrationsschwäche, Nervosität, Gereiztheit, Kopfschmerzen, Nackenschmerzen, Augenlidödeme, Durchfälle, Hautausschläge, Zungenbelag und der trockene Mund!

Akute und chronische Vergiftungen durch Schwermetalle und Chemikalien können über eine energetische Anregung der Ausleitungsorgane und eine spezifische biophysikalische Entgiftungstherapie behandelt werden. Meist kommt es zu einer schnellen Besserung der Symptomatik der Patienten.

Das sensible Nervensystem

Neurologische Erkrankungen

Das Nervensystem setzt sich aus den am höchsten spezialisierten Zellen unseres Organismus zusammen. Es ist ein effektives und superschnelles Kommunikationssystem unseres Körpers und erstreckt sich bis in die unterschiedlichsten Organbereiche mit jeweils individueller und spezifischer Spezialisierung.

Wir unterscheiden das zentrale Nervensystem mit Gehirn und Rückenmark und das periphere Nervensystem mit seinen sensorischen, motorischen und vegetativen Nervenfasern, die sich bis in die entferntesten Gewebe und Organzellen verzweigen. Es vermittelt und verarbeitet nicht nur sämtliche Sinneseindrücke, sondern sorgt auch für alle psychischen und physischen Regungen bis zur Feinmotorik unserer Gliedmaßen. Entsprechend hoch ist die »Störanfälligkeit« dieses Systems.

Die pathologischen Veränderungen können entweder die Zelle selbst, die um die Nervenstämme gewickelten Myelinscheiden oder aber die Synapsen betreffen, welche die Kommunikation zwischen den Nervenzellen über spezifische Mediatoren aufrechterhalten.

Die Symptome der Erkrankungen des Nervensystems gehen über Schmerzzustände wie Neuralgien und Neuropathien, Gefühls- und Wahrnehmungsstörungen, vegetativen Funktionsstörungen, motorischen Störungen wie Tremor und Lähmungen bis hin zu psychischen Störungen wie Ängsten, Depressionen, Konzentrationsstörungen und Hyperaktivität. Die häufigsten Ursachen neurologischer Erkrankungen sind toxische Belastungen durch Schwermetalle oder neurotoxische Chemikalien (z. B. Insektizide), neurotrope Viren (z. B. Herpes-Viren) oder Bakterien (z. B. Borrelien), allergische bzw. autoimmune Prozesse (z. B. durch Impfungen) und psychische Ursachen. Die Letzteren lassen sich durch Bioresonanz nicht beeinflussen, aber durch die Behandlung der anderen Belastungsfaktoren konnten bereits große Erfolge bei neurologischen Erkrankungen dokumentiert werden.

Beispiele für erfolgreiche Bioresonanzbehandlungen bei Migräne und Spannungskopfschmerzen, Zoster-Neuralgien, Nervenirritationen bei orthopädischen Krankheitsbildern, Multipler Sklerose und vielen anderen haben Sie bereits in den entsprechenden Kapiteln dieses Buches lesen können.

Bei einigen Erkrankungen ist der Zusammenhang zwischen Toxinen, Erregern und den Krankheitssymptomen auch schulmedizinisch bekannt und akzeptiert. Jedoch lassen sich diese Belastungen nicht immer durch Laboruntersuchungen und bildgebende Verfahren nachweisen. Auch die schulmedizinischen Behandlungsmöglichkeiten sind oft sehr eingeschränkt oder mit erheblichen Nebenwirkungen verbunden.

Energetische Testungen sind hier wesentlich sensibler, da sie nicht nur das materielle Vorhandensein dieser Belastungsfaktoren, sondern sogar die Information nachweisen können. Und diese Information kann noch energetisch messbar sein, wenn der physische Kontakt schon lange Zeit zurückliegt. Und noch interessanter: Wenn diese krankheitsauslösende Information durch Bioresonanz gelöscht wird, tritt in den meisten Fällen eine deutliche Besserung der Symptomatik ein.

Ein 35-jähriger Mann kam in die Praxis der Heilpraktikerin A. K. wegen eines **Tremors** der linken Hand, **Migräneanfällen** und **Gedächtnislücken**. Ein Jahr zuvor hatte er eine Tetanus- und Hepatitis-B-Impfung bekommen, sowie eine Malariaprophylaxe, da er beruflich ins Ausland musste. Die Migräne stellte sich vier Wochen nach der Impfung ein, der Tremor entwickelte sich innerhalb von vier bis fünf Monaten. Es waren zwölf Bioresonanzbehandlungen notwendig, bei denen unter anderem die Impfstoffe »ausgeleitet« wurden. Danach waren Migräne und Gedächtnislücken weg, der Tremor war ebenfalls so gut wie verschwunden. Lediglich in Stresssituationen meldete er sich kurzzeitig in leichter Form wieder.

In die gleiche Praxis wurde ein 1½ Jahre altes **Schreikind mit Entwicklungsstörungen** gebracht. Es konnte noch nicht selbstständig sitzen und krabbeln und hatte kaum Kontakt zur Umwelt. Die Mutter erzählte, dass ihr Kind im Alter von acht Wochen eine Sechsfachimpfung erhalten habe und mit hohem Fieber und Krämpfen reagiert hätte. Mit der Nachtruhe war es seit dieser Zeit vorbei. Das Kind schreckte im Schlaf hoch, schrie und war kaum zu beruhigen. Von den Ärzten war der Mutter gesagt worden, ihr Kind hätte autistische Züge. Auch hier war die Impfbelastung die Hauptursache.

Nach sechs Bioresonanztherapien veränderte sich das Kind auffallend. Es fing an,

Augenkontakt zu suchen und nahm die Umwelt bewusster wahr. Nach weiteren sechs Therapien konnte das Kind alleine sitzen. Neben den Impfbelastungen wurden auch die Nahrungsmittelunverträglichkeiten behandelt. Erst jetzt schlug auch die Ergotherapie an, welche das Kind bereits über ein Jahr erhalten hatte. Ein Jahr später konnte das Kind laufen und fing an, einfache Worte zu sprechen.

Der ägyptische Arzt Dr. H. M. berichtete auf dem Bioresonanz-Kongress 2004 über die erfolgreiche Behandlung von Kindern mit **Cerebralparese** mit Bioresonanz in Kombination mit Maßnahmen der physikalischen Therapie. Die Cerebralparese ist eine Funktionsstörung des ersten »motorischen Neurons«, das heißt der Nervenzelle, welche die Impulse für die Muskelbewegung gibt.

Die Cerebralparese ist die bekannteste neuromuskuläre Erkrankung bei Kindern. Sie kann angeboren sein oder in den ersten fünf Lebensjahren auftreten. Sie ist mit Störungen der Motorik und der Haltung verbunden. Die Ursache können Sauerstoffmangel, Blutungen, Infektionen und genetische Anomalien sein.

Der elfjährige M. T. litt an einer Cerebralparese unbekannter Ursache. Trotz physikalischer Therapie nahm die Spastizität der oberen und unteren Gliedmaßen weiter zu. Das Beugen und Halten der Hüfte, die Halsreflexe und die Rumpf-Gleichgewichtskontrolle waren völlig aufgehoben. Er lag nur im Bett, ohne Bewegungen, ohne Reaktion und war unfähig zu kommunizieren.

Nun wurde neben der physikalischen Therapie auch die Bioresonanzmethode eingesetzt. Nach vier Monaten konnte er mit gekreuzten Knien und Rückenunterstützung sitzen. Zunächst gingen die Missbildungen in den Ellbeugen, nach sechs Monaten auch die der Knie zurück. Jetzt konnte er den Kopf kontrollieren und auf einem Stuhl sitzen. Er reagierte auf akustische und visuelle Reize. Nach acht Monaten konnte er auf einem Ball sitzen und das Gleichgewicht halten. Sein Verstand erweiterte sich und er erkannte seine Eltern. Durch emotionale Reaktionen wie Weinen machte er sich bemerkbar, damit ihn die Eltern vor den Fernsehapparat setzten. Jahrelang lag er nur unbeachtet in seiner eigenen Welt… nun saß er vor dem Fernseher und erfreute sich an den Kindern, die musizierten und sangen.

Ein 49-jähriger Mann, W. A., litt unter **starken Depressionen** mit Leistungsschwäche,

Erschöpfungszustand und Konzentrationsstörungen. Die ersten Symptome des Erschöpfungszustandes waren bereits 1982 aufgetreten. Gleichzeitig bemerkte er juckende Hautflecken, Schmerzen in Knien, Rücken und Nacken sowie ein Kribbeln in den Händen. Vier Jahre später kamen Depressionen, Leistungsminderung, Konzentrationsschwäche und Sehstörungen hinzu. Im weiteren Verlauf traten Halsschmerzen, Augendruck und eine leichte Lähmung der linken Gesichtshälfte auf.

Eine zweiwöchige Durchuntersuchung in der Landesnervenklinik brachte keine Resultate. 1988 erneuter Klinikaufenthalt wegen heftiger Brustschmerzen. Ein Herzinfarkt konnte ausgeschlossen werden. Ein Jahr später wurde wegen Zahnschmerzen versucht, ein »Schutzschild« unter die Amalgamfüllungen zu legen.

Eine achtwöchige Kur in einer psychosomatischen Klinik baute ihn etwas auf. Nach seiner Rückkehr stellten sich nach einer neuen Amalgamfüllung starke Kopfschmerzen ein, die erst nach dem Entfernen der Füllung wieder verschwanden. Internistischerseits war alles »durchgecheckt« worden und die Beschwerden wurden als »psychosomatische Störung« deklariert.

Als er zu Dr. B. B. in Behandlung kam, hatte er wieder erhebliche körperliche und seelische Beschwerden. Anamnestisch kam heraus, dass der Patient vor vielen Jahren beim Bau seines Hauses sehr viel Holzschutzmittel verarbeitet hatte. Eine jetzt durchgeführte Laboruntersuchung zeigte einen erhöhten PCB (Polychlorierte Biphenole)- Gehalt des Blutes. Auch seine Frau und sein Sohn waren PCB-belastet. Der Familie blieb nichts anderes übrig, als vorübergehend aus dem Haus auszuziehen und beim Schwiegervater zu wohnen. Die energetische Testung ergab neben der Belastung mit Holzschutzmitteln und Amalgam auch eine Kuhmilchunverträglichkeit. Während der nun angeordneten Milchkarenz erfolgte eine Zahnsanierung mit Amalgamausleitung beim Zahnarzt.

Parallel dazu wurde die Belastung durch Holzschutzmittel mittels Bioresonanz therapiert. Dazu brachte der Patient verschiedene Stofffasern und gestrichene Holzteile aus dem Haus mit. Während dieser Behandlung verschwanden die Depressionen völlig. Nach der Therapie der Milchallergie waren auch alle anderen Beschwerden wie Gliederschmerzen, Augendruck und Brustschmerzen verschwunden. Er fühlte sich wie neugeboren. Sein »aus der Kontrolle geratenes« Seelenleben hatte sich normalisiert und war wieder stabil. Die Familie ist nie mehr in das Haus eingezogen.

Körperliche und psychische Beschwerden durch toxische Substanzen in Gebäuden sind in der Literatur mittlerweile unter dem Begriff »Sick-building-Syndrome« eingegangen. Zusammenfassend kann man sagen, dass bei unklaren psychischen Beschwerden wie Depressionen, Konzentrationsstörungen, Angst- und Panikattacken immer auch an chronische Intoxikationen durch Umweltgifte und Schwermetalle sowie an Nahrungsmittelunverträglichkeiten gedacht werden sollte. Für diese Patienten ist die Bioresonanztherapie meist sehr hilfreich. Für endogene Depressionen und Psychosen liegen noch keine ausreichenden Erfahrungen vor.

In diesem Zusammenhang wollen wir an dieser Stelle auch die Problematik einer Krankheit erörtern, welche in unserer Gesellschaft eine immer größer werdende Herausforderung darstellt und von der immer mehr Kinder (aber auch Erwachsene) betroffen sind: das »**Aufmerksamkeits-Defizit-Syndrom (ADS)**« ohne oder mit Hyperaktivität (**ADHS**). Früher wurden solche Kinder verniedlichend als »Träumerchen« oder »Zappelphilipp« bezeichnet. So lustig finden die Betroffenen und mehr noch Eltern und Lehrer diese Erkrankung nicht. Schulmedizinisch werden je nach Schweregrad psychosoziale Maßnahmen oder Medikamente eingesetzt. Über die Nebenwirkungen bei langfristiger Einnahme dieser Medikamente liegen noch keine ausreichenden Erfahrungen vor.

Die energetischen Testverfahren finden bei solchen Patienten eine oder (meist) mehrere der hier aufgeführten Belastungen: Allergien oder Unverträglichkeiten auf Milch, Weizen, Zucker, Farb- und Konservierungsstoffe sowie phosphathaltige Lebensmittel, Belastungen durch Candidapilze oder Herpes-Viren, toxische Belastungen durch Schwermetalle oder Chemikalien, Impf- und Medikamentenbelastungen. Hilfreich kann eine gründliche Anamnese sein.

Nicht selten berichten Eltern oder Lehrer, dass das Kind nach Genuss von Süßigkeiten (Zucker und Farbstoffe!) über Tische und Bänke springt. Bei entsprechender Karenz ist es lieb und aufmerksam. Interessant war für uns die Entdeckung, dass Substanzen und Medikamente, welche die Mutter während der Schwangerschaft zu sich nahm oder verabreicht bekam, beim Kind(!) energetisch als Belastung getestet wurden.

Nach Therapie und Ausleitung dieser Substanzen beim Kind mittels Bioresonanz stellt sich meist eine deutliche Besserung der Symptomatik ein. In einem Fall hatte die Mutter während der Schwangerschaft wegen vorzeitiger Wehen zur Beruhigung Diazepam (ein

»Tranquilizer«) bekommen. Nach der entsprechenden Ausleitung durch Bioresonanz konnte das ADS-Medikament abgesetzt werden.

Möglicherweise litt das Kind kontinuierlich unter Entzugserscheinungen (siehe auch Kapitel »Suchterkrankungen«). In einem anderen Fall hatte die Mutter während der Schwangerschaft Haschisch geraucht. Wir ließen uns den »Stoff« mitbringen und therapierten damit das Kind. Mit Erfolg!

Die Heilpraktikerin A. K. berichtete von einem fünfjährigen Jungen mit starkem ADS-Syndrom. Während die Mutter erzählte, weswegen sie gekommen war, turnte der Junge im Sprechzimmer auf der Behandlungsliege herum, fasste alles an, was auf dem Schreibtisch stand und redete dauernd dazwischen. Zuletzt schlug er Purzelbäume auf dem Teppich. Wie man sich vorstellen kann, forderte die energetische Testung vom Behandler eine enorme Anstrengung und viel Geduld.

Es wurden Impfschäden und Nahrungsmittelallergien diagnostiziert. Die Praxismitarbeiter beschwerten sich nach der Therapie, dass der Junge unmöglich gewesen sei. Er habe gezappelt, gespuckt und mit Worten um sich geworfen, die aus jugendschutzrechtlichen Gründen hier nicht wiedergegeben werden können. Nach der ersten Behandlung verschlimmerten sich die Symptome und die Mutter überlegte, ob sie weitermachen sollte. Nach gutem Zureden und der Information über mögliche »Erstverschlimmerungen« kam sie zur zweiten Therapiesitzung. Jetzt war der Junge schon viel umgänglicher gewesen.

Nach sechs Therapien waren die Impfschäden behoben, sodass die Nahrungsmittelunverträglichkeiten behandelt werden konnten. Danach war der kleine Patient wie ausgewechselt. Im Kindergarten gab es keine Beschwerden mehr und in der Familie war Ruhe eingekehrt.

> Neurologische Erkrankungen lassen sich nicht selten auf chronische Belastungen durch Umweltgifte und Viren zurückführen. Nach entsprechender Ausleitung bessern sich meist die Symptome auffallend. Auch über die Behandlung des ADS- und ADHS-Syndroms liegen positive Berichte vor.

Quälende Warnsignale

Schmerzsyndrome

Schmerzen sind eine sinnvolle Erfindung der Natur, um uns zu signalisieren, dass irgendwo im Körper etwas nicht stimmt. Spezifische Schmerzrezeptoren leiten diese Information über Nervenfasern in Bruchteilen von Sekunden zu unserem Gehirn, wo sie verarbeitet werden und in unser Bewusstsein gelangen. Das Empfinden der Schmerzintensität hängt entscheidend von kulturellen und individuellen Gegebenheiten ab. Am häufigsten werden die Schmerzrezeptoren durch Verletzungen oder Entzündungsvorgänge gereizt.

In früheren Zeiten war das für die Menschen das Signal, Ruhe einzuhalten, sich in eine Position zu begeben, die den Schmerz nicht verschlimmert und dem Körper die Möglichkeit zur Genesung zu geben. Für heutige Menschen ist der Schmerz ein Signal, zur Tablette zu greifen oder zum Arzt zu laufen.

Die Schmerzforschung hat in den letzten Jahren große Fortschritte gemacht. Man spricht von einem Schmerzgedächtnis, welches insbesondere bei chronischen Schmerzen eine Rolle spielt. Man kennt mittlerweile den genauen Vorgang der Schmerzentstehung und hat verschiedene Strategien entwickelt, die einzelnen Etappen pharmakologisch zu beeinflussen. Auch nicht-medikamentöse Behandlungsstrategien sind seit Längerem bekannt: Wärme- und Kälteanwendung, Schröpfen und Massagen, Reizstrom und Magnetfelder, Laser und Röntgenstrahlen gehören zum Repertoire der Schmerztherapeuten. Die schmerzlindernde Wirkung der Akupunktur ist bereits wissenschaftlich erforscht. Geht man davon aus, dass allen biochemischen Stoffwechselvorgängen im Körper eine biophysikalische Feldveränderung vorgeschaltet ist, so dürfte das auch auf Schmerzzustände zutreffen. Mit anderen Worten: »Theoretisch« müsste Bioresonanz auch bei Schmerzen wirken und praktisch tut sie das auch…

Die Erfahrung an Tausenden von Patienten hat die schmerzlindernde Wirkung der Bioresonanz belegt. »Schmerz ist der Schrei des Gewebes nach fließender Energie.« (Zitat nach Dr. Voll). Die Elektrode des Bioresonanzgerätes »erhört« diesen Schrei und bringt die blockierte Energie wieder in Bewegung. Bei akuten Schmerzen kann durch gezielte Elektrodenanordnung und ausgewählte Programmparameter direkt Einfluss auf das

Schmerzgeschehen genommen werden. Bei chronischen Schmerzen wird gezielt nach Belastungsfaktoren wie Therapieblockaden, allergischen und toxischen Belastungen sowie nach Viren- und Parasitenbelastungen gefahndet, um diese möglichst ursächlich zu behandeln. Sehen wir uns die Schmerzpatienten mal von **Kopf bis Fuß** an.

Kopfschmerzen gehören zu den häufigsten Schmerzformen in der allgemeinmedizinischen Praxis. Abgesehen von einigen Fällen seltener Ursachen wie Tumoren oder neurologischen Erkrankungen leiden die meisten Patienten an verschiedenen Formen von Spannungskopfschmerzen oder Migräne.

Der 12-jährige Benedikt litt seit seiner Einschulung an **migräneartigen Kopfschmerzen**. Die Anfälle traten zuletzt wöchentlich auf, mit wechselnden Schmerzen an Stirn und Schläfen, verbunden mit starker Übelkeit. Die Eltern wollten ihm keine starken Schmerzmittel verabreichen und versuchten es zunächst mit homöopathischen Medikamenten, leider ohne wesentlichen Erfolg. Es wurde eine Kuhmilchallergie und eine Belastung mit dem Holzschutzmittel Xyladecor ausgetestet. Er hatte jahrelang in einem Zimmer mit älteren Holzdecken geschlafen. Nach vorübergehender Milchkarenz wurde mit Bioresonanz die Allergie therapiert und das Holzschutzmittel ausgeleitet. Nach nur fünf Therapiesitzungen ging es dem jungen Mann bereits wesentlich besser: Die Kopfschmerzen traten nur noch sehr selten in abgeschwächter Form auf, die Übelkeit war verschwunden und er konnte besser schlafen.

Der Zahnarzt Dr. med. dent. H. V. berichtet über eine 63-jährige Patientin mit Schmerzen durch eine beginnende **Arthrose im rechten Kiefergelenk**. Sie trug bereits seit drei Jahren eine Zahn-Aufbiss-Schiene. Die Schmerzen stellten sich beim Öffnen des Mundes ein, zusätzlich wurden terminale Knackgeräusche und eine leichte Abweichung des Unterkiefers am Ende der Mundöffnung nach rechts festgestellt. Es wurden in insgesamt acht wöchentlichen Behandlungssitzungen die Programme zur Korrektur von Kiefergelenks- und Zungenbeinblockaden durchgeführt. Danach war die Patientin ohne jegliche Schmerzen und brauchte auch keine Schiene mehr zu tragen.

Eine 58-jährige Patientin litt seit mehr als 30 Jahren an einem **Halswirbelsäulen-Syndrom**. Mehr als 20 Vorbehandlern hatte sie sich vorher schon anvertraut, mit nur sehr mäßigem Erfolg. Bereits nach zwei Bioresonanztherapien fühlte sie sich deutlich besser. Es erfolgten monatliche Behandlungen. Sie benötigte keine chemischen Schmerzmittel mehr. Verbesserung zu etwa 70 %. Kommentar der Patientin: »Jetzt lebe ich wieder.«

In der schulmedizinischen Schmerztherapie gilt eine subjektive Besserung des Schmerzes um 50 % bereits als »Behandlungserfolg«.

Über Schmerzen im Bereich des rechten **Schulterblattes** und der rechten Gesäßhälfte klagte ein 63-jähriger Grieche. Sie waren vier Jahre zuvor nach einem Schlaganfall mit rechtsseitiger Lähmung aufgetreten. Die Lähmungen hatten sich glücklicherweise völlig zurückgebildet, nicht jedoch die Schmerzen. Er war bei drei Orthopäden, einem Schmerz- therapeuten, mehreren Physiotherapeuten und einem Akupunkteur – alles ohne Erfolg. Wir behandelten die Darmmykose, neutralisierten die Strahlenbelastung, entstörten die Schlaganfallnarben im Kopfbereich und applizierten ein Schmerzprogramm an den be- troffenen Körperteilen. Nach drei Bioresonanztherapiesitzungen waren alle Schmerzen verschwunden!

Dr. med. P.-G. V. behandelte eine 48-jährige Patientin mit **chronischem Schmerz- zustand nach einer Ellbogen-Trümmerfraktur.** Sie erlitt die Verletzung elf Jahre zuvor und musste damals operativ durch eine Osteosynthese versorgt werden. Sie litt seitdem unter extremen Schmerzzuständen, die auch mit Antirheumatika kaum in den Griff zu bekommen waren. Nach drei Bioresonanzschmerztherapien an aufeinander folgenden Tagen war die Patientin beschwerdefrei. Nach einigen Wochen traten erneut Beschwer- den auf. Die obige Therapie wurde dreimal wiederholt. Danach waren die Beschwerden wieder verschwunden und die Patientin blieb etwa fünf Monate beschwerdefrei. Nach erneutem Auftreten der Schmerzen wurde die Therapie nochmals wiederholt und die Patientin kann seitdem wieder schmerzfrei Tennis spielen.

Der gleiche Arzt therapierte eine 68-jährige Patientin mit **rezidivierenden Lumbalgien** nach zweimaliger Bandscheibenoperation. Sie konnte nichts Schweres tragen, ohne sofort Beschwerden zu bekommen. Orthopädische Behandlungen blieben bisher ohne Erfolg. Der Versuch, den Zustand mit homöopathischen Mitteln zu behandeln, brachte nur kurzfristige Linderung. Es erfolgten acht Therapiesitzungen, zweimal pro Woche. Es wurde eine spezielle Rollelektrode sowie Programme zur »Narbenentstörung«, »Band- scheibenvorfall« und »LWS-Schmerzen« eingesetzt. Nach vier Wochen war die Patientin beschwerdefrei. Eine tastbare Entspannung der Rückenmuskulatur war festzustellen. Sie konnte nun selbst schwerste Kisten heben und sich ohne Einschränkung bewegen.

Bemerkenswert war der Kongress-Vortrag der türkischen Ärztin Ö. K., die als Neuro-chirurgin sowohl in eigener Praxis als auch im städtischen Krankenhaus in Istanbul arbeitet. Sie fasste ihre Erfahrungen zusammen: »Seit dem Einsatz der Bioresonanzmethode ist die Zahl der Operationen von **Bandscheibenvorfällen** deutlich zurückgegangen. Man könnte sagen, mein Team und ich haben früher in Unkenntnis der Bioresonanzmethode viel zu oft und zu voreilig zum Skalpell gegriffen. Über ein Jahr wurden 124 Patienten mit lumbalen (53) und zervikalen (71) Bandscheibenvorfällen (Hernien) ausschließlich mit der Bioresonanz behandelt. Alle Patienten hatten durch bildgebende Verfahren, z. B. Magnetresonanztomografie (MRT), die gesicherte Diagnose »Bandscheibenvorfall Grad 2 bis 3«, zum Teil mit neurologischen Ausfällen.

Die Patienten waren ausnahmslos schulmedizinisch austherapiert und wurden von Kollegen zur Operation überwiesen. Alle Patienten sprachen auf die Bioresonanz-behandlung gut an. Durchschnittlich waren pro Patient 12 Sitzungen notwendig. An-schließend wurden zur Kontrolle MRT-Aufnahmen angefertigt. Bandscheibenvorfälle Grad 2 waren radiologisch nicht mehr nachweisbar, Hernien Grad 3 waren deutlich zurückgegangen.«

Zwei Patientenbeispiele sollen die Wirkung der Therapie der Neurochirurgin verdeut-lichen. Die 77-jährige Patientin P. S. kam in völlig erschöpftem Zustand in die Praxis, weil sie wegen großer Schmerzen im Lumbalbereich und in den Beinen seit drei Wochen kaum mehr schlafen konnte. Der behandelnde Orthopäde hatte physikalische Therapie verordnet, worunter die Schmerzen zunahmen. Es lagen osteoporotische Kompressions-frakturen und dadurch eine hochgradige Wirbelsäulenverkrümmung vor. Daneben bestand ein Wirbelsäulenverschleiß mit Bandscheibenhernien auf mehreren Ebenen. Bereits nach der ersten Therapie gingen die Schmerzen deutlich zurück. Nach fünf Sitzungen war eine völlige Schmerzfreiheit erzielt worden.

Die 68-jährige Patientin F. A. hatte eine Lähmung der Füße (Fallfuß), seit zwei Jahren auf der linken und seit sechs Monaten auch auf der rechten Seite. Der Patientin wurde bereits vor zwei Jahren dringend zu einer Operation geraten. Aus schulmedizinischer Sicht wäre es ein absoluter neurochirurgischer Notfall gewesen. Die Patientin verweigerte jedoch die Operation, trotz Verschlimmerung des Zustandes. Bei Beginn der Bioresonanz-behandlung machte die Ärztin aufgrund der Schwere des Krankheitsbildes der Patientin und sich selbst wenig Hoffnung. Insgesamt wurde vier Monate therapiert. Es kam zu einer hundertprozentigen Remission!

Die 54-jährige I. S. hatte zwei Jahre vorher eine **Hüftgelenks-Endoprothese** links eingesetzt bekommen. Seit dieser Zeit konnte sie nicht mehr richtig auftreten. Sie klagte über einen wandernden Schmerz an der Außenseite des linken Oberschenkels und der Rückseite der linken Gesäßhälfte. Dr. med. W.-D. K. führte acht Bioresonanztherapien im Abstand von jeweils drei Tagen durch. Nach Beendigung der Behandlung konnte die Patientin wieder ohne Krücken gehen und den Fuß der Schmerzseite ohne Beschwerden belasten.

Eine 63-jährige Patientin mit seit vielen Jahren bestehender **Kniegelenksarthrose** hatte massive Beschwerden beim Gehen und Stehen. Sie kam von weither für zehn Tage zur Behandlung zu Dr. med. G.-P. V. Schon nach drei Bioresonanzbehandlungen verspürte die Patientin eine deutliche Besserung. Sie konnte viel besser als zuvor und weitere Strecken laufen. Am Ende der Therapie war sie vollkommen beschwerdefrei und konnte nun ihren Beruf als Verkäuferin wieder ausüben. Ein Erfolg, den zuvor kein Orthopäde bei ihr erreicht hatte.

Der 40-jährige I. M. erlitt als junger Mann einen Motorradunfall mit Bänderriss des linken **Sprunggelenks**. Seitdem klagte er über ständige Schmerzen im Fuß, vor allem nach Belastung. Eine große Einschränkung für einen begeisterten Tango-Lehrer. Zusätzlich bestanden chronische Verspannungen im Halswirbelsäulenbereich nach einem Schleudertrauma. Nach fünf ausgetesteten Bioresonanztherapien war er beschwerdefrei und tanzt nun leidenschaftlich weiter…

Nicht nur Schmerzen durch orthopädische Erkrankungen lassen sich erfolgreich mit Bioresonanz behandeln. Auch Nervenschmerzen (Neuralgien), Bauch- und Unterleibsschmerzen sind dieser Methode zugänglich.

Akute und chronische Schmerzen aller Lokalisationen lassen sich in den meisten Fällen rasch lindern.

Entartetes Zellwachstum

Maligne Erkrankungen

Es gibt kaum eine Erkrankung, deren Diagnose mit so viel Angst und Emotionen verbunden ist wie die Diagnose »Krebs«. Allein das Wort löst bei vielen Menschen schon eine Kaskade von Gedanken und Gefühlen zwischen Panik, Verdrängung und der Auseinandersetzung mit dem eigenen, (eines Tages) unvermeidlichen Tod aus. Dabei ist Krebs in den Anfangsstadien durchaus heilbar und auch bei fortgeschrittenen Erkrankungen kann in den meisten Fällen heute sehr viel für eine verlängerte Lebensdauer und eine verbesserte Lebensqualität getan werden. Es gibt nur wenige Menschen, die sich mit dieser Diagnose ausschließlich für eine alternative Methode entscheiden. Die meisten Patienten nutzen die Angebote der Schulmedizin: Operation und – wenn nötig oder möglich – Chemotherapie und/oder Bestrahlung.

Die Krebspatienten greifen nach jedem »Strohhalm« und zunehmend suchen sie neben der schulmedizinischen Therapie auch nach unterstützenden alternativen Möglichkeiten. Sie erhoffen sich eine Reduzierung der Nebenwirkungen der schulmedizinischen Behandlung, eine Verbesserung der Lebensqualität, eine Unterstützung des Immunsystems und möglicherweise eine zusätzliche direkte tumorhemmende Wirkung. Der »Markt« an alternativen Möglichkeiten zur Krebstherapie ist groß geworden, angeboten werden Mistelextrakte, Enzyme, hoch dosierte Vitamine und Mineralien, Probiotika, Homöopathika, Hyperthermie, »Anti-Krebs-Diäten« und vieles mehr.

Die meisten dieser Methoden werden von der Schulmedizin noch belächelt. Für einige Verfahren (z. B. Misteltherapie) gibt es schon ernst zu nehmende positive Studien, für andere steht der Wirksamkeitsbeweis noch aus. Aber auch viele schulmedizinische Statistiken sind nicht ganz sauber, wenn Patienten – vielleicht ohne Wissen ihres behandelnden Arztes oder des »Statistikers« – alternative Therapien nutzen. Wenn mehrere Behandlungsstrategien zum Einsatz kamen, kann hinterher niemand sagen, was nun wirklich geholfen hat. Vielleicht war es auch die »Kombination« der verschiedenen Verfahren, die den Behandlungserfolg brachte. Dem Patienten ist es letztendlich auch egal.

Auch die Bioresonanzmethode wird bei Krebspatienten eingesetzt, aber auch hier fast immer in Kombination mit anderen schulmedizinischen und alternativen Verfahren. Es gibt auch eine Reihe von Erfolgsberichten von Patienten und Therapeuten, aber eine »saubere« Statistik (wie etwa bei der Allergietherapie) lässt sich noch nicht erstellen.

Welche Strategie verfolgt nun der Bioresonanztherapeut? Wie bei anderen chronischen Erkrankungen wird er auch beim Krebspatienten Therapieblockaden beseitigen, die Entgiftung anregen, das Immunsystem stabilisieren, den Stoffwechsel und die Vitalität verbessern und möglichst auch direkt das Tumorwachstum bremsen wollen. Idealerweise wird er an der Ursache ansetzen. Aber was ist die Ursache von Krebs? Bei einer Reihe von Krebsarten sind auslösende Faktoren bekannt wie Toxine (z. B. Zigarettenrauch), Chemikalien, Medikamente, Viren, Strahlen usw. Die Alternativmedizin hat hier noch einige »verdächtige« Auslöser hinzugefügt wie Parasiten, Nahrungsmittel usw. Auch der Einfluss der Psyche wird immer wieder diskutiert.

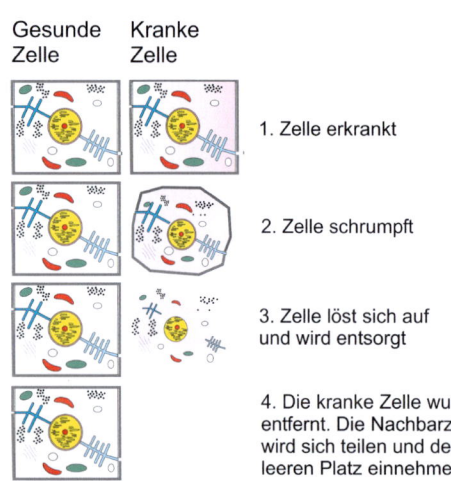

Gesunde Zelle   Kranke Zelle

1. Zelle erkrankt

2. Zelle schrumpft

3. Zelle löst sich auf und wird entsorgt

4. Die kranke Zelle wurde entfernt. Die Nachbarzelle wird sich teilen und den leeren Platz einnehmen

Abb. 22: Apoptose: programmierter Tod kranker und alter Körperzellen.

Die Krebserkrankung erscheint damit als eine Kapitulation des Immunsystems vor einem scheinbar unüberwindbaren Berg an »Müll« im Organismus, das Endstadium einer jahrelangen negativen Entwicklung mit dem Zusammenbruch der Selbstheilungsmöglichkeiten. Eine der interessantesten Theorien der Krebsentstehung der letzten Jahre hängt mit dem Phänomen der **Apoptose**, dem freiwilligen Zelltod, zusammen.

Alle unsere Körperzellen haben eine begrenzte Lebensdauer und werden laufend ausgetauscht. Die roten Blutkörperchen beispielsweise leben ca. 100 Tage, das heißt, nach 3,5 Monaten fließt neues Blut in unseren Adern. Alle paar Monate sind sämtliche Körperzellen einmal ausgetauscht. Der Mensch, den Sie heute im Spiegel sehen ist – materiell gesehen – nicht mehr der Mensch, den Sie vor einem halben Jahr betrachtet haben, auch wenn Ihnen das nicht so vorkommt... Damit Sie die gleiche Körperform behalten, muss für jede neu entstandene Zelle eine alte sterben. Sonst müsste

Ihr Körper ja immer größer werden.

Der Organismus hat ein fein abgestimmtes System entwickelt, diesen kontrollierten Zelltod zu bewerkstelligen. Wissenschaftler haben herausgefunden, dass jede gesunde Zelle ein Suizid-Gen (Gen p53) besitzt, das bei Aktivierung ein Absterben der gealterten Zelle hervorruft. Hierbei spielen die Nachbarzellen im Zellverband eine entscheidende Rolle. Sie produzieren chemische Mediatoren (und Biophotonen?), die zum richtigen Zeitpunkt den Zelltod einleiten. Und was passiert, wenn dieser Mechanismus nicht mehr richtig funktioniert? Die Zellen vermehren sich, ohne dass die überalterten Zellen aus dem Verband entfernt werden, es kommt zum Tumorwachstum. Tumorzellen sind meist primitivere Zellen als die ausgereiften Körperzellen. Sie werden vom Immunsystem als fremd erkannt und schnell vernichtet, bevor sie allzu viel Unheil anrichten können.

Forscher gehen davon aus, dass täglich in unserem Körper Tausende von Tumorzellen entstehen, die dann von unserem Immunsystem erkannt und vernichtet werden. Und was passiert, wenn das Immunsystem diese Aufgabe nicht mehr ordnungsgemäß erledigt?

Für die Bioresonanz wurde eine Reihe von Test- und Therapieampullen entwickelt, deren Schwingungsinformation genau auf diese Mechanismen einwirken soll. Das um den Tumor liegende Gewebe wird angeregt, die Apoptose, den Zelltod der Tumorzellen, zu fördern! Über andere Ampullen wird das Immunsystem stabilisiert. Der Umgang mit diesen hochwirksamen Ampullen erfordert eine solide Ausbildung und Erfahrung mit der Bioresonanzmethode. Der Therapeut wird neben dieser spezifischen Tumortherapie auch allgemeine, stabilisierende Therapieschritte einsetzen. Dazu gehören die Neutralisierung der fast immer vorhandenen geopathischen Belastung, die Entstörung von Operations-narben, die Toxinausleitung und die Stabilisierung des Immunsystems.

Die türkische Ärztin Dr. Ö. K. behandelte eine 22-jährige Patientin, die wegen Müdigkeits-symptomen und unklaren Synkopen (Ohnmachtsanfällen) in die Praxis kam. Durch die Kernspintomografie wurde ein **Hirnstamm-Gliom** diagnostiziert. Der hinzugezogene Neurochirurg sagte der Patientin, dass die einzige Behandlung dieser Tumorart regel-mäßige MRT-Kontrollen seien. Andere Behandlungen bewirkten nichts. Daraufhin behandelte Dr. Ö. K. die Patientin mit Bioresonanz. Bei der energetischen Testung wurde unter anderem eine Reovirus-Belastung, Schwermetallbelastungen mit Quecksilber, Palladium und Nickel sowie eine Kuhmilchallergie festgestellt.

Es wurde eine Milchkarenz verordnet, die Viren und Schwermetalle ausgeleitet und mit speziellen Ampullen des Tumor-Testkastens behandelt. Nach sieben Monaten waren die energetischen Testungen negativ und ein Kontroll-MRT wurde durchgeführt. Es gab keine Anzeichen mehr für einen Tumor! Der Arzt behandelte fünf weitere Tumor-patienten. Diese waren operiert worden und hatten Chemotherapie bekommen. Im Anschluss wurde die Bioresonanztherapie eingesetzt. Es wurden Programme zur Toxin-ausleitung, zusammen mit unterstützenden und aufbauenden Therapien eingesetzt. Im Vergleich zu anderen Patienten, die nicht mit Bioresonanz behandelt wurden, ging es diesen fünf Patienten sehr gut.

Neben den schulmedizinischen Behandlungsmethoden suchen viele Krebs-patienten auch nach zusätzlichen naturheilkundlichen Therapiemöglichkeiten. Mit biophysikalischen Methoden kann das Immunsystem unterstützt und Therapieblockaden können beseitigt werden. Möglicherweise kann auch auf die Apoptose und damit auf das Tumorwachstum Einfluss genommen werden.

Wenn Genuss zur Sucht wird

Abhängigkeits-Symptome

Was hat Sucht mit Allergie zu tun? Die **Klinische Ökologie**[17] vertritt seit den 1970er Jahren die These, dass die Basis von Suchtverhalten eine Unverträglichkeitsreaktion, das heißt, eine besondere Form von »Allergie« gegen eine bestimmte Substanz ist. Ein »allergisch« wirkendes Nahrungsmittel kann demnach beim betroffenen Menschen zwei gegensätzliche Verhaltensmuster auslösen.

Das erste Muster ist die **Ablehnung**. Das Nahrungsmittel wird instinktiv gemieden, weil der Körper spürt, dass es ihm nicht gut tut. Wenn wir beispielsweise bei Patienten eine »Milchallergie« diagnostizieren, berichtet er nicht selten, dass er seit der Kindheit noch nie Milch mochte. Seine Eltern hätten ihn jedoch zum Milchkonsum »gezwungen«, weil sie ja »so gesund« sei. Die Eltern hatten sicherlich in gutem Glauben gehandelt und konnten ja nicht wissen, dass sie damit beim Kind die Grundlage für das Auftreten weiterer Allergien oder anderer Krankheiten legten.

Das zweite Verhaltensmuster ist das **Verlangen** nach dem »allergisch« wirkenden Nahrungsmittel. Es wird oft in großen Mengen konsumiert, und wenn es einmal nicht verfügbar ist, können regelrechte Entzugserscheinungen auftreten oder zumindest ein Unwohlsein oder reduziertes Allgemeinbefinden. Was könnte der Grund sein für ein derart unnatürliches Verhalten? Möglicherweise kann der Körper diese unverträgliche Substanz gar nicht verwerten und in seinen Stoffwechsel sinnvoll integrieren. Dadurch kommt es zu einem scheinbaren Mangel an diesem Stoff, der nur durch noch mehr Aufnahme und Konsum scheinbar ausgeglichen werden kann. Das kann nach Ansicht der klinischen Ökologen eine der Hauptursachen für Suchtverhalten sein.

Kennen Sie Aussagen wie: »Ohne meinen Kaffee werde ich morgens nicht wach«; »Ohne mein Glas Milch bin ich ungenießbar«; »Ohne meine Schokolade habe ich schlechte Laune«; »Ohne Zucker habe ich keine Energie«; »Ohne Zigarette…, ohne mein Glas

---

[17] Die klinische Ökologie beschäftigt sich mit den in der Umwelt vorkommenden Reizstoffen, verbunden mit den damit auftretenden Symptomen von Allergien, Unverträglichkeiten, Intoxikationen etc. sowie deren Behandlung.

Bier…, ohne…, ohne… usw«. Liegt hier nicht ein Suchtverhalten aufgrund einer allergischen Reaktion vor? Kennen Sie nicht Menschen, die einen Heißhunger auf Süßes haben, und wenn sie es dann gegessen haben, sich danach richtig schlecht fühlen? Und trotzdem nicht darauf verzichten können… Wenn das keine Sucht ist?

Das Allergen macht hier nicht die Symptome auf der Haut, in den Atemwegen oder im Darm, sondern offenbar im Gehirn. Die Symptome sind nicht Ausschlag oder Verschleimung, sondern psychische Veränderungen. Beim ADS-Syndrom spielen solche Nahrungsmittelallergene eine große Rolle.

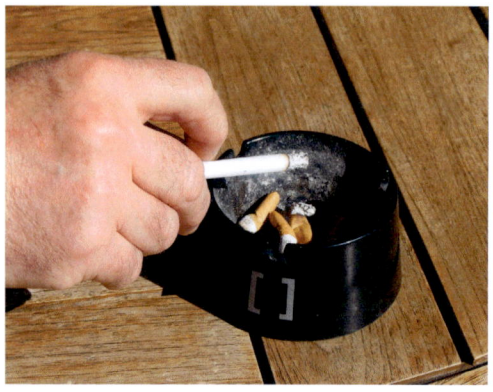

Abb. 23: Immer mehr Patienten wollen mit dem Rauchen aufhören.

Werden die entsprechenden Substanzen mit den Techniken der Bioresonanz Allergietherapie behandelt, beobachten die Patienten in der Regel, dass sie plötzlich auch ohne diesen »Stoff« gut leben können. Sie verspüren kein Verlangen mehr, fühlen sich freier und Entzugserscheinungen wie Unruhe, Nervosität, Schlafstörungen usw. treten nicht mehr auf.

Die Tatsache, dass Rauchen schädlich für die Gesundheit ist, braucht an dieser Stelle nicht weiter ausgeführt zu werden. Beispiele können Sie heute auf jeder Zigarettenpackung nachlesen. Trotz aller Aufklärungskampagnen beginnen heute noch über 50 % aller Jugendlichen mit dem Rauchen und später wollen über 80 % von diesen mit dem Rauchen auch wieder aufhören. Das ist dann aber leichter gesagt als getan. Viele haben es einmal oder mehrmals schon versucht. Oft hat es nicht geklappt oder nach einer mehr oder weniger langen Karenzzeit kam es zum Rückfall.

Rauchen strapaziert zunehmend auch den Geldbeutel, sodass Patienten bereit sind, einen Teil dieses Geldes in eine effektive Raucherentwöhnung zu investieren. Hierfür wird ja einiges auf dem Markt angeboten. Es gibt Nikotinkaugummis und Nikotinpflaster, bei denen der suchterregende Stoff dem Körper in anderer Form zugeführt wird, um Entzugserscheinungen zu reduzieren. Durch langsame Reduzierung der Dosis wird der Körper »entwöhnt«. Es werden auch Psychopharmaka eingesetzt, die direkt auf die »Suchtzentren« im Gehirn wirken sollen; jedoch auch nicht ohne Nebenwirkungen. Erfolge werden auch von der Akupunktur gemeldet. Mit Nadeln oder Laserstrahlen werden Körper- oder Ohrakupunkturpunkte stimuliert, die das vegetative Nervensystem ausgleichen und das Suchtverhalten eindämmen.

Die **Bioresonanz-Raucherentwöhnung** basiert auf der oben beschriebenen These, dass Sucht und Allergie nach ähnlichen Mechanismen ablaufen. Der Hauptteil der Therapie besteht aus einer »Allergiebehandlung gegen Zigaretten«. Dies wird über die gleichen »Gegenschwingungs-Programme« durchgeführt, die auch zur »Toxinausleitung« genutzt werden. Der Körper wird angeregt, auf diesen Stoff nicht mehr übermäßig und unkontrolliert zu reagieren und ihn gleichzeitig auszuleiten, das heißt, aus dem Organismus herauszuschaffen. Begleitend werden noch eine Grundtherapie und Programme für die Lunge, die Atmung, den Stoffwechsel und zur allgemeinen Entgiftung angewendet. Die Motivation, aufhören zu wollen, muss jeder Patient schon selbst mitbringen.

Die Heilpraktikerin B. K. berichtet von einer Patientin, die in ihrer Praxis erfolgreich die Antirauchertherapie absolviert hatte und anschließend ihren Schwiegersohn bearbeitete: »Du hörst jetzt auch auf!« Gemeinsam mit ihrer (nichtrauchenden) Tochter traktierte sie den jungen Mann und schleppte ihn in die Praxis. Er stand da und schimpfte: »So ein Schmarrn! Ich will ja gar nicht aufhören! Was soll das überhaupt?« Aber um des lieben Friedens willen ließ er sich darauf ein – die Frauen waren schließlich in der Überzahl! Er war gegenüber der Bioresonanztherapie sehr skeptisch, ließ jedoch das ganze Prozedere einer standardgemäßen Nichtrauchertherapie über sich ergehen. Und siehe da, er hatte von diesem Zeitpunkt an keine Zigarette mehr geraucht. Er hatte einfach kein Verlangen mehr zu rauchen und ein Jahr später hatte sich nichts daran geändert.

Im Juli 2005 erschien in der Londoner Zeitung »Sunday Telegraph« ein Artikel, in dem eine britische Journalistin über die Bioresonanz-Nichtrauchertherapie berichtete: »Als die Elektrode auf meiner Stirn platziert war, habe ich angefangen, über alle meine Versuche, mit dem Rauchen aufzuhören, nachzudenken und kam zu dem Schluss, dass dies wohl der lächerlichste davon sei… aber es funktionierte!« Aufgrund dieses Artikels lud der britische Fernsehsender Channel 4 die Journalistin und die Bioresonanztherapeutin zu einer Talkshow ein. Die Sendung führte zu einem regelrechten Ansturm auf die Praxis der Therapeutin, die schließlich sogar die professionelle Hilfe eines Callcenters in Anspruch nehmen musste, um die eingehenden Anrufe zu bewältigen.

Wenn die Bioresonanz so gut bei der »Nikotinsucht« funktioniert, wie sieht es denn mit der Behandlung von anderen »Süchten« wie Alkohol und Drogen aus? Tatsächlich gibt es auch hier vielversprechende Ansätze. Eine Klinik in Polen setzt Bioresonanz auch zur Behandlung von Alkoholikern und Drogensüchtigen ein. Auch hier wird von guten Erfolgen berichtet. Allerdings kann bei diesen schweren Krankheitsbildern die Bioresonanz nur Teil eines umfassenden Behandlungskonzeptes sein, in dem die psychologische und soziale Betreuung der Patienten einen hohen Stellenwert hat.

> Die klinische Ökologie beschreibt die Sucht als eine Sonderform einer allergischen Reaktion. Das erklärt die Erfolge der Bioresonanz bei der Suchttherapie. Viele Raucher konnten schon von ihrem Leiden befreit werden.

Bioresonanz-Babies und Wechseljahre

Hormonprobleme und Infertilität

Irgendwann trifft es uns alle (oder wir haben es schon hinter uns): die »Wechseljahre«. Frauen haben naturgemäß in dieser Zeit mehr Probleme, aber auch Männer leiden nicht selten unter den hormonellen und stoffwechselbedingten Veränderungen im »Herbst des Lebens«. Eigentlich ist es ein natürlicher Prozess und ein wichtiger Entwicklungsschritt im Leben eines jeden Menschen. Viele Zeitgenossen sehen hier eher einen Degenerationsprozess, der dem in den Medien propagierten Traum von der ewigen Jugend so gar nicht entsprechen will.

Schulmedizinisch wurden die Wechseljahre fast wie eine Krankheit gesehen: Wenn die Hormonproduktion nachlässt, gibt man halt künstlich welche hinzu und kann damit den »ursprünglichen Zustand« noch über viele Jahre aufrechterhalten.

Man kann verstehen, wenn manche Frauen, die sehr stark an Hitzewallungen, Schweißausbrüchen, trockenen Schleimhäuten und depressiven Verstimmungen leiden, gerne auf diese medikamentöse Krücke zurückgegriffen haben. Über Jahre wurden Hormone jedoch auch ohne besonderen Leidensdruck verschrieben – prophylaktisch, zum Schutz vor Herzkrankheiten und Osteoporose.

Mittlerweile sind die Frauenärzte zurückhaltender geworden, unter anderem ist ein erhöhtes Krebsrisiko nach jahrelanger Hormongabe erwiesen. Ganzheitlich denkende Therapeuten hatten sich noch nie mit diesen »automatischen« Hormongaben anfreunden können, und inzwischen sind auch immer mehr Frauen skeptisch geworden und lehnen Hormoneinnahmen ab. Sie suchen nach alternativen Wegen: Homöopathie, Phytotherapie, Akupunktur und – natürlich – Bioresonanztherapie. Es gibt sehr effektive Bioresonanzprogramme, mit denen schon sehr vielen Frauen (und Männern) geholfen werden konnte.

Die 46-jährige S. W. litt seit Jahren an einer Schilddrüsenerkrankung (Hashimoto-Thyreoiditis), einer Endometriose und Bluthochdruck. Sie kam zur Behandlung, weil sie aktuell seit fünf Monaten über **Hitzewallungen und Schlafstörungen** klagte. Sie wurde vier Wochen lang wöchentlich, danach zweimal im Monat mit Bioresonanz behandelt. Danach waren Hitzewallungen und Schlafstörungen verschwunden.

Die 49-jährige Patientin G. H. kam wegen Schweißausbrüchen, Gewichtsabnahme und Schlaflosigkeit in unsere Praxis. Die kinesiologische Testung ergab neben der hormonellen Dysbalance auch eine Unverträglichkeit von Weizen und Dinkel.

In einer ersten Behandlungsserie wurden neben den Hormonprogrammen auch die Nahrungsmittelunverträglichkeiten therapiert. Nach vier Behandlungen war die Patientin beschwerdefrei.

Drei Monate später klagte sie erneut über **Wechseljahrbeschwerden**, diesmal mit starker Müdigkeit, Herzjagen und Schwindel. Sie erhielt noch dreimal die Hormonprogramme wöchentlich, danach noch dreimal im Abstand von einem Monat. Die Beschwerden waren wieder völlig verschwunden...

Neben den Wechseljahrbeschwerden gibt es auch eine Reihe anderer Erkrankungen und Gesundheitsstörungen, bei denen die »Hormonelle Dysbalance« eine ursächliche Rolle spielt. Dazu gehören Pubertätsprobleme, Menstruationsbeschwerden, Endometriose, Fertilitätsstörungen, Mastopathien, Probleme durch Schwangerschaft und Geburt, Beschwerden nach gynäkologischen Operationen, Kaiserschnitt, Ausschabungen, Abtreibungen und Sterilisation. Aber auch hormonell bedingte Migräne und Haarausfall gehören in diese Kategorie. Neben den Hormonprogrammen kommen je nach Fall auch Programme zur Narbenentstörung, Stoffwechselaufbau, Toxinausleitung, Allergie-therapie, vegetativer Ausgleich und andere zur Anwendung.

Eine 48-jährige Krankenschwester litt seit 13 Jahren unter diffusem **Haarausfall** und **Menstruationsbeschwerden**. Vor zwei Monaten wurde die Pille abgesetzt und vom Gynäkologen ein niedrig dosiertes Gestagen verordnet. Sie kam in unsere Praxis, weil seit dieser Zeit der Haarausfall zugenommen hatte und sie unter ständigen Bauchschmerzen litt.

Nach vier Bioresonanztherapien – einmal wöchentlich – hatte zum ersten Mal seit 13 Jahren der Haarausfall aufgehört und die Bauchschmerzen waren verschwunden. Selbst der Östrogen-Spiegel im Blut hatte sich gebessert (ohne Östrogen-Einnahme!).

Ein zunehmendes Problem in der heutigen Zeit ist die **unerwünschte Kinderlosigkeit** vieler junger Paare. Die Ursachen sind multipel. Bei Frauen spielen Funktionsstörungen der Eierstöcke, Unterleibsnarben, Hormonprobleme und Endometriose eine wichtige Rolle. Auch allergische Reaktionen auf Sperma wurden beobachtet. Nicht selten liegt die Ursache für die Infertilität auch beim Mann, am häufigsten eine verminderte Produktion oder eine verminderte Motilität der Spermien. Als Ursache werden Belastungen durch Schwermetalle, Umweltgifte und auch elektromagnetische Strahlenbelastung vermutet. Das Handy in der Hosentasche hat sich in Studien schon als zusätzlicher Risikofaktor herausgestellt.

Die betroffenen Paare nehmen eine große Zahl an Untersuchungen und Therapien in Kauf, um ihren Wunsch nach einem eigenen Kind erfüllen zu können. Neben dem großen gesundheitlichen und finanziellen Aufwand vieler Befruchtungsversuche (die leider auch nicht immer erfolgreich sind) bieten sich einige Sitzungen Bioresonanz-therapie als nicht belastende zusätzliche Möglichkeit an. Auch hier stehen Hormon-programme, das Lösen von Therapieblockaden, Toxinausleitungen und Allergietherapien im Vordergrund. Meistens werden beide Partner behandelt und dabei Vaginalsekret und Sperma im Eingangsbecher des Bioresonanzgerätes verwendet. Mittlerweile haben schon Bioresonanz-Babies das Licht der Welt erblickt.

Die Heilpraktikerin M. G. hat schon einigen Paaren ihren Kinderwunsch erfüllen können – mit Bioresonanztherapie, kombiniert mit homöopathischen Mitteln. »Wir wünschen uns ein Baby und wir haben medizinisch schon alles versucht, doch ›die‹ können uns nicht helfen. Selbst künstliche Befruchtung haben wir schon einmal probiert.« Die Frau hatte in den letzten zehn Jahren wiederholt Eierstockentzündungen. Sie litt unter sehr starken Regelschmerzen, sodass sie immer wieder krankgeschrieben werden musste. Um diesen Schmerz zu stoppen, wurden alle möglichen Pillenvarianten durch-probiert. Seit 3½ Jahren keine Pilleneinnahme mehr wegen Kinderwunsch. Der Mann war Neurodermitiker und hatte ausdrücklich keinen Behandlungswunsch. Trotzdem wurden beide mit Bioresonanz behandelt. Acht(!) Wochen nach dem Ersttermin kam der Anruf: »Ich bin schwanger!« Anna-Viktoria wurde im Mai 2004 geboren.

Zur gleichen Therapeutin kam auch ein älteres Ehepaar: »Ich habe jetzt meine zweite Ehe und mein Traum ist es, mit diesem Mann ein Kind zu bekommen. Doch bin ich jetzt schon 42 Jahre und ich habe Angst vor Komplikationen, besonders für das Kind.« Der

Ehemann litt unter Schlafapnoe und musste mit Atemgerät schlafen. Drei Monate nach der ersten Bioresonanztherapie erlebte die Patientin eine komplikationslose Schwangerschaft. Selbst Panikversuche des Gynäkologen wurden bravourös pariert. Marian kam im Mai 2003 zur Welt.

Hormonelle Störungen wie Menstruationsprobleme und Wechseljahrbeschwerden bessern sich in der Regel unter der Bioresonanztherapie. Paaren mit Fertilitätsstörungen konnte schon häufig zu einem Bioresonanz-Baby verholfen werden.

Probleme der Mundregion

Zahnärztliche Krankheitsbilder

Wofür kann ein Zahnarzt ein Bioresonanztherapiegerät gebrauchen? Die eher schulmedizinisch ausgerichteten Zahnärzte, die jedoch einen ersten Schritt in alternative Behandlungsweisen machen wollen, beginnen meist mit **prä- und postoperativen Behandlungen** vor und nach zahnärztlichen Eingriffen.

Übereinstimmend wird berichtet, dass Wundheilungsstörungen, Entzündungen, Blutungen, Blutergüsse und Lymphstau, schlechte Narbenbildung und andere Komplikationen kaum noch auftreten. Wie auch bei anderen operativen Eingriffen wird der zahnärztliche Patient in der Regel einmal vor dem Eingriff »vorbehandelt«, damit sein »energetisches System« optimal vorbereitet ist. Nach dem Eingriff werden meist drei- bis viermal Bioresonanzprogramme wie »akutes Gewebsgeschehen«, »Förderung der Wundheilung«, »Narbenentstörung«, »Lymphaktivierung« und andere appliziert.

Unseren eigenen Söhnen wurden im Alter von 17 Jahren alle vier Weisheitszähne extrahiert. Natürlich wurden sie mit Bioresonanz vor- und nachbehandelt. Sie brauchten weder Antibiotika noch Schmerzmittel, die Schwellung der Wangen war kaum sichtbar und nach einer knappen Woche war alles verheilt. Auch Narkosemittel und Lokalanästhetika lassen sich mit Bioresonanz problemlos ausleiten, was vor allem empfindlich reagierenden Patienten zugute kommt.

Ein weiteres Betätigungsfeld ist die **Toxinausleitung nach Amalgamsanierung**. Auf die Problematik der Amalgamfüllungen wurde im Kapitel »Toxinbelastungen« bereits hingewiesen. Aber nicht nur Amalgam kann im Mund oder im Organismus Probleme verursachen. **Allergien und Unverträglichkeitsreaktionen auf Zahnmaterialien** spielen eine zunehmende Rolle bei der adäquaten Versorgung der Patienten.

Immer mehr Zahnärzte erlernen energetische Testverfahren, um den Patienten idealerweise schon vor dem geplanten Eingriff auf die Verträglichkeit des Materials testen zu können. Hierdurch können sie sich und dem Patienten hinterher viel Ärger ersparen. Einige Zahnärzte, die nicht selbst testen, arbeiten mit entsprechenden Ärzten oder Heilpraktikern zusammen und schicken den Patienten mit den infrage kommenden Proben zuerst zum »Materialtest«.

Leider kommen die Patienten oft erst dann zum Therapeuten, wenn sie bereits an Krankheitssymptomen im Mund oder ganz woanders im Körper leiden. Verantwortlich sind nicht selten Metalle in Goldlegierungen, Stiftzähnen, Prothesen, Zahnklammern, aber auch Kunststoffe und Klebematerialien. Die Symptome gehen über unklare Zahnschmerzen, Entzündungen und Parodontitis bis hin zu Kopf- und Rückenschmerzen, Hautausschlägen, Tinnitus und neurologischen Ausfällen.

Ein besonders eindrucksvoller Fall war eine Patientin, die wegen einer seit einigen Wochen bestehenden »Facialisparese« (Lähmung von Gesichtsmuskeln) in unsere Behandlung kam. Sie war an der Universitätsklinik neurologisch vollkommen durchuntersucht worden, jedoch ohne Ergebnis. Wenn man keine Ursache findet, wird es »idiopathische Facialisparese« genannt. Zuvor hatte sie vom Zahnarzt neue Goldfüllungen bekommen.

Der kinesiologische Test zeigte eine eindeutige negative Reaktion auf dieses Material. Sie brachte Proben vom Zahnarzt mit, mit denen wir eine Bioresonanz-Allergietherapie durchführten. Nach zwei Behandlungen war die Facialisparese bis auf einen ganz geringen Rest verschwunden.

Wir haben auch schon unverträgliches Material direkt im Mund »in vivo« erfolgreich behandelt, da uns keine Proben vorlagen. In den meisten Fällen kann durch eine solche »energetische Desensibilisierung« der unangenehme und kostspielige Wechsel des Materials vermieden werden.

Problematisch ist nach unserer Erfahrung Palladium in Goldlegierungen. Da es sich um einen toxisch wirkenden Stoff handelt, lässt er sich kaum »verträglich machen«. Eine Patientin hatte nach Einsatz palladiumhaltiger Goldfüllungen ein stark juckendes Ekzem an beiden Armen und am Oberkörper bekommen. Der Versuch einer Bioresonanztherapie zeigte keine Besserung. Hier brachte nur die endgültige Entfernung der unverträglichen Füllungen mit anschließender energetischer Ausleitung den gewünschten Erfolg.

Aus schulmedizinischer Sicht kursiert immer noch das Gerücht, »Titan« sei vollkommen harmlos und könne keine Allergien auslösen. Mittlerweile haben wir schon viele Patienten mit eindeutigen Unverträglichkeitsreaktionen auf Titan erfolgreich behandelt! Ich habe mir angewöhnt, alle Patienten mit unklaren Symptomen zu fragen, ob nicht dem Beginn ihrer Beschwerden eine Zahnarztbehandlung vorausgegangen war. Viele Zahnärzte wissen nicht, was sie ihren Patienten mit einer (ungetesteten) Behandlung antun können.

Es gibt Fälle, bei denen nicht die Materialien selbst unverträglich sind. Problematisch kann auch das gleichzeitige Vorhandensein verschiedener Metalle im Mund sein (z. B. Amalgamfüllungen neben Goldkronen). Unterschiedliche Metalle führen zu elektrischen Spannungen und Mundströmen. Überschreiten sie die empfohlenen Grenzwerte, können hieraus gesundheitliche Störungen resultieren. Einige Bioresonanzgeräte haben eine Anordnung zur Messung von elektrischen Spannungen und Strömen und können dem Therapeuten wichtige Hinweise zur Behandlung geben.

Parodontose, Parodontitis, Aphthen und andere Entzündungen im Mundbereich werden nicht selten durch Amalgambelastung, unverträgliche Zahnmaterialien, Zahnherde, aber auch durch Pilzinfektionen, Nahrungsmittelallergien oder Organerkrankungen verursacht. Vor einer eventuellen Operation sollten solche Ursachen ausgeschlossen oder behandelt werden. Ein 44-jähriger Patient litt seit Längerem unter hartnäckigem Zahnfleischbluten im Bereich des 4. und 5. Zahns oben rechts. Paradontalchirurgische Maßnahmen brachten keinen Erfolg. Die Ursache war ein beginnender Lungentumor…

Schmerzen beim Beißen und Kauen werden nicht selten durch eine funktionelle oder anatomische **Fehlstellung des Kiefergelenks** oder eine Blockade des Zungenbeins verursacht. Zähneknirschen und einseitiger Abrieb von Zahnschmelz können Hinweise sein. Anatomische Fehlstellungen werden vom Zahnarzt oder Kieferorthopäden durch eine Aufbissschiene korrigiert.

Weitaus häufiger sind jedoch funktionelle Störungen. Es gibt eine spezielle Bioresonanzmethode zur Korrektur von Kiefergelenks- und Zungenbeinblockaden, die sich als sehr wirksam erwiesen hat. Dabei wird eine spezielle Rollelektrode benutzt. Die Kombination aus »positiven Schwingungen« mit leichter Massage lockert in kürzester Zeit alle Hals- und Kiefermuskeln. Osteopathen haben uns berichtet, dass sich manualtherapeutische Korrekturen viel leichter durchführen ließen, wenn der Patient mit Bioresonanz vorbehandelt wurde.

Das Kiefergelenk ist Teil eines Bewegungssystems, welches über Muskelketten den gesamten Rücken und viele Gelenke miteinander verbindet. Eine Fehlstellung des Kiefergelenks kann nicht nur Wirbelsäulenverkrümmungen, sondern auch eine kompensatorische Fehlstellung der Hüftgelenke verursachen. Dadurch kann es zu einer funktionellen Beinverkürzung kommen. Durch Verschreiben von ausgleichenden Schuheinlagen wird die Fehlstellung erst recht fixiert.

Nach einer Bioresonanz-Kiefergelenksbehandlung ist die Hüfte meist wieder gerade und die Beine sind gleich lang! Wie auf »magische« Weise sind plötzlich nicht nur die Hüftschmerzen, sondern die (damit zusammenhängenden) Schmerzen in den Knien und Sprunggelenken verschwunden. Eine Seminarteilnehmerin meldete sich wegen ihres Zähneknirschens zur Demonstration einer Bioresonanz-Kiefergelenksbehandlung. Am nächsten Tag berichtete sie, dass sie zum ersten Mal seit 15 Jahren die Treppe hinuntergehen konnte, ohne Knieschmerzen zu verspüren.

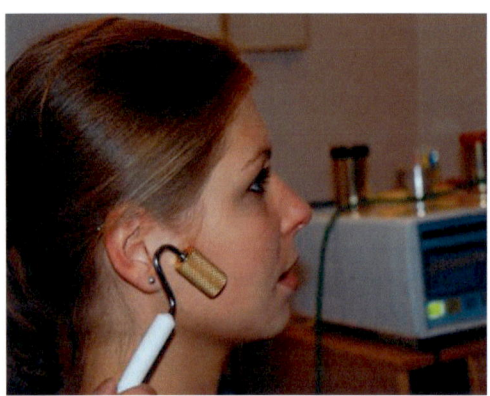

Abb. 24: Einsatz einer Rollelektrode zur Kiefergelenks-behandlung.

Kiefergelenksblockaden spielen auch bei Migräne, Spannungskopfschmerzen, chronischen Nackenschmerzen und Tinnitus eine große Rolle. Zahnklammern mögen in einigen Fällen bei Kindern eine sinnvolle Korrekturmöglichkeit bei Zahnfehlstellungen sein. Als »Nebenwirkungen« stellen sich nicht selten migräneartige Kopfschmerzen oder Rückenschmerzen ein. Hier können die veränderten Druckverhältnisse (eventuell auch eine Materialunverträglichkeit) eine Rolle spielen. Eine Bioresonanztherapie konnte auch hier die Beschwerden deutlich lindern.

Ganzheitlich denkende Zahnärzte haben verstanden, dass der Mund kein vom restlichen Körper isolierter Bereich ist, sondern dass er sich in ständigem energetischen Austausch mit dem übrigen Organismus befindet. Schon vor Jahrzehnten wussten die Zahnärzte, dass Zahnherde bakteriell streuen konnten und in der Vor-Penicillin-Ära waren bakteriell verursachte Herzklappenfehler, Nierenentzündungen oder Gelenkrheuma nicht selten.

Gelegentlich begegnen wir noch älteren Patienten, denen zur »Herdsanierung« sämtliche Zähne gezogen wurden. In den meisten Fällen spielt nicht die materielle, z. B. bakterielle oder virale Streuung über Blut- und Lymphbahnen die entscheidende Rolle, sondern »energetische Fernwirkungen«. In der »Neuraltherapie« werden verdächtige Zähne mit einem Lokalanästhetikum (z. B. Procain) unterspritzt, zur Diagnose (oder Therapie) der Fernwirkung auf körperliche Symptome. Bekannt wurde sie durch das (leider nur noch selten auftretende) »Sekunden-Phänomen«. Die deutschen Ärzte Ferdinand und Walter Huneke konnten zeigen, dass es nach Unterspritzung eines Störfeldes oder Zahnherdes augenblicklich zum Verschwinden von Gelenkschmerzen oder anderen Symptomen kommen kann.

Der »Vater der Elektroakupunktur« Reinhold Voll hat ein komplettes System der energetischen Zusammenhänge zwischen Akupunkturmeridianen, Zähnen, Organen, Gelenken und Wirbelsäulenabschnitten entwickelt. Aus der Kinesiologie sind auch Zusammenhänge zwischen Zähnen und Muskeln bekannt, die wiederum bestimmten Akupunkturmeridianen zugeordnet werden. Es ist immer wieder verblüffend, wie häufig sich diese energetischen Zusammenhänge in der Praxis bestätigen. Und es ist genauso verblüffend, wenn sich Krankheitssymptome an einer Stelle bessern, obwohl man aufgrund der energetischen Zusammenhänge an einer ganz anderen Stelle behandelt hat.

Die »energetische« Wechselbeziehung zwischen Zahn und Organ geht in beide Richtungen. Ein kranker Zahn kann körperliche Beschwerden verursachen, ein krankes Organ kann Zahnprobleme bereiten. Streng genommen geht es hier um das »Odonton«, der Kieferbereich mit dem »Zahnfach«, das Zahn mit Zahnwurzel einbezieht. Das Odonton ist auch dann noch vorhanden und wirksam, wenn der Zahn schon entfernt wurde.

Eine Patientin kam wegen rezidivierender Ekzeme im Gesicht und Oberkörperbereich in die Bioresonanzbehandlung. Trotz ausgetesteter Allergietherapie gab es jedes Mal erhebliche Erstverschlimmerungen und die Erfolge waren nur kurzfristig. Bei der »Herdsuche« testeten immer wieder zwei Zahnherde im linken Unterkiefer als energetisch störend. Erst als der Zahnarzt eine Zyste und eine chronische Entzündung entfernt hatte und der Bereich energetisch nachbehandelt wurde, »griffen« die weiteren Bioresonanzbehandlungen und das Ekzem verschwand.

In leichteren Fällen lassen sich Zahnherde auch allein mit der Bioresonanztherapie beheben. Bei umfangreicheren Sanierungen ist die Mitarbeit des Zahnarztes gefragt. Es kommt immer wieder vor, dass ein Zahn energetisch negativ testet und der Zahnarzt weder bei der klinischen Untersuchung noch auf dem Röntgenbild einen Befund findet. Besteht der leidende Patient auf einem Eingriff, so wird nicht selten unter der intakten Krone ein chronischer Entzündungsherd gefunden. Die zahnärztliche Sanierung besserte die Probleme des Patienten. Potenzielle Störfelder mit möglicher Fernwirkung sind u. a. tote Zähne, wurzelbehandelte Zähne, Zysten, Granulome und chronische Entzündungen.

Im beschriebenen Fall hatte der Zahnherd eine energetische Fernwirkung auf Organe oder Gelenke. Der umgekehrte Fall kommt nach der Aussage ganzheitlich arbeitender Zahnärzte mindestens ebenso häufig vor. Der Zahn ist Teil eines komplexen energetischen Systems und über die Meridiane an Organfunktionen gekoppelt, in ständiger Wechselwirkung mit ihnen und an diversen Kompensationsmechanismen beteiligt. Der Zahn kann als schwächstes Glied des Regulationssystems als erster Warnsymptome zeigen (z. B. Zahnschmerzen) oder bei Überlastung des Systems eine kompensatorische Entzündung entwickeln. Er ist wie eine »Sicherung«, die bei Überlastung des elektrischen Systems des Hauses aus dem Sicherungskasten springt.

Nicht selten haben wir in der Praxis erlebt, dass während der Bioresonanzbehandlung eines Organs ein vorher latent entzündlicher Zahn sich »meldet« oder sogar »hochgeht«. Die latent schwelende Entzündung hatte sich in einen akuten Prozess verwandelt und musste nun zahnärztlich behandelt werden. Diese war dann jedoch ein wichtiger Schritt im Heilprozess.

Die Zahnärztin S. S. berichtet von Fällen unklarer Schmerzen und Entzündungen im Mundbereich, bei denen zahnmedizinisch und schulmedizinisch keine Ursache gefunden werden konnte. Häufig ließen sich im energetischen Test funktionelle oder organische Störungen finden, von denen weder der Hausarzt noch der Patient Kenntnis hatte.

Ein 25-jähriger Patient litt unter immer wiederkehrenden Schmerzen am 7. Zahn oben links. Er hatte hier auch Aufbissbeschwerden und die Füllungen verloren immer wieder nach kurzer Zeit ihre Randständigkeit. Der energetische Test zeigte einen akut-entzündlichen Prozess des Magenmeridians und eine bakterielle Belastung des Magens mit Helicobacter pylori (dieser Keim ist aus schulmedizinischer Sicht oft für chronische

Gastritis und Geschwüre verantwortlich). Nach entsprechender Therapie waren auch die Zahnbeschwerden verschwunden.

Eine 68-jährige Patientin litt unter brennenden Schmerzen mit lokalen Schleimhautveränderungen im Bereich des 4. Zahns oben links, der jedoch schon entfernt worden war. Selbst durch einen Gutachter wurde keine Ursache für diese Beschwerden gefunden. Im Tumor-Testkasten (siehe Kapitel »Entartetes Zellwachstum«) ging die Ampulle »Entartete Zellen Lunge« in Resonanz! Nach Abschluss der Therapie bildeten sich die Schleimhautveränderungen zurück und die Patientin war beschwerdefrei. Dr. S. S. weist darauf hin, dass fast immer ein organisches Krankheitsgeschehen vorliegt, wenn ein Zahn- oder eine Zahngruppe trotz sorgfältiger Kürettierung oder anderer Behandlung eine Rezidivierung aufweist.

Die biophysikalische Begleitung operativer Eingriffe, Amalgamintoxikationen, unverträgliches Zahnmaterial und Kiefergelenksblockaden sind das Einsatzgebiet der Bioresonanzmethode beim Zahnarzt. Der ganzheitlich orientierte Therapeut berücksichtigt die energetischen Zusammenhänge zwischen Zähnen und Organen.

143

Unsere vierbeinigen und gefiederten Freunde

Veterinärmedizinische Fälle

Bioresonanz bei Tieren? Wenn Sie jetzt glauben, ich erzähle Ihnen was vom Pferd, dann haben Sie vollkommen recht. Es gibt fast unglaubliche Heilerfolge mit Bioresonanz bei Pferden, Hunden, Katzen, Hamstern, Vögeln und vielen anderen vierbeinigen oder gefiederten Begleitern des Menschen.

Mittlerweile haben auch viele Tierärzte und Tierheilpraktiker die Vorzüge der Bioresonanz entdeckt. Ganz zu schweigen von den vielen Humantherapeuten, die nicht nur ihre Patienten und sich selbst, sondern bei Bedarf auch ihre Haustiere erfolgreich behandeln. Tiere sprechen meist viel besser und viel schneller auf die Therapie an als Menschen. Ihnen fehlt wahrscheinlich die skeptische und manchmal therapieboykottierende Geisteshaltung mancher »menschlicher« Patienten. Sie spüren intuitiv, was ihnen gut tut. Wenn die »richtige« Therapie läuft, stehen oder liegen sie ganz ruhig und entspannt mit den angelegten Elektroden auf dem Boden oder auf der Untersuchungsliege. Ist die Therapie vorbei oder »passt« nicht mehr, werden sie unruhig oder stehen auf, um den Therapieplatz zu verlassen.

Über das Argument, Bioresonanz sei reine »Placebo-Therapie« würden sie wahrscheinlich nur lachen, wenn sie könnten… Oft reichen auch nur einige wenige Therapiesitzungen für einen guten Behandlungserfolg. Ähnlich schnelle Reaktionen wie bei Tieren beobachten wir auch bei Säuglingen und kleinen Kindern.

Positive Behandlungserfolge bei Tieren werden bei Allergien, Infektionskrankheiten, Lähmungen und vielen anderen tierspezifischen Erkrankungen berichtet. Es werden auch ähnliche Belastungen gefunden, wie wir sie aus der Humanmedizin schon kennen: Therapieblockaden, Störfelder, chronische Belastungen mit Toxinen und Krankheitskeimen.

Auch Tiere haben genauso wie wir Menschen immer häufiger mit Allergien aus der Nahrung oder aus der Umwelt zu tun. Einige Tierarten reagieren besonders empfindlich auf Strahlenbelastungen. Hunde werden schnell krank, wenn ihr Körbchen auf einer

Wasseraderkreuzung steht und Pferde sind kaum therapierbar, wenn ihre Box geopathisch belastet ist. Bauern riefen früher den Wünschelrutengänger, wenn eine Kuh in ihrem Stall keine Milch gab. Neben den »Strahlen-Vermeidern« gibt es auch Tiere, die sich auf Störzonen besonders wohl fühlen. Dazu gehören die Katzen, aber auch die Ameisen!

Die energetische Testung wird bei Tieren meistens über die Tensor-Technik durchgeführt, entweder direkt oder an einem Blutstropfen. Auch die kinesiologische Testung über eine

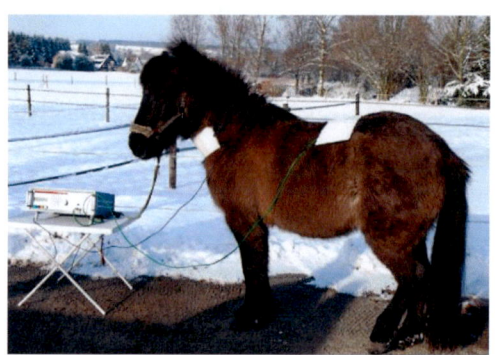

dazwischengeschaltete Surrogatperson ist möglich. Die Elektrodenanlage ist vereinfacht. Die Eingangselektrode wird meist auf dem Rücken, im Nacken oder auf der zu behandelnden Körperstelle platziert, die Modulationsmatte als Ausgang liegt bei größeren Tieren im unteren Rückenbereich, kleinere Tiere liegen einfach darauf. »Informierte« Flüssigkeiten werden ins Futter gegeben und der »informierte Metallchip« kann um den Hals gehängt werden.

Abb. 25: Die Islandpferd-Stute Kira konnte mit Bioresonanz von ihrer Hufrehe befreit werden.

Pferde sind oft nicht nur materiell sehr wertvolle Tiere, auch die emotionale Bindung zum Besitzer ist sehr ausgeprägt. Manche Pferdefreunde geben viel Geld für das Wohlergehen und die Gesundheit ihrer Tiere aus. Die Therapie erfolgt meist im Stall. Mit extra langen Kabeln wird die flexible Eingangselektrode meist im Nacken platziert, die Modulationsmatte als Ausgang liegt im unteren Rücken im Bereich der Nieren.

Es ist schon sehr eindrucksvoll, wenn ein riesiges Tier ganz ruhig im Stall steht und auf die winzigen Therapieimpulse anfängt, leicht zu schwanken oder zu gähnen. Hinterher sollte man ihm dann auch etwas Ruhe gönnen.

Eine 17-jährige Trakehnerstute war schon immer etwas »schwerfuttrig«. Obwohl sie doppelt so viel Futter wie andere Pferde bekam, fraß sie schlecht und wirkte mager und heruntergekommen. Auf jede Art von Stress reagierte das Tier zusätzlich mit Futterverweigerung. Als die Therapeutin R. L. in den Stall zur Behandlung kam, stand das Pferd nach einem nachmittäglichen Ausritt noch nass und zitternd mit hängendem

Kopf in der Box. Der volle Futtertrog war nicht angerührt worden.

Die Testung ergab eine **Strohallergie**. Während des ersten Behandlungsprogramms hörte das Tier auf zu schwitzen und zu zittern. Nach dem dritten Therapieprogramm wurde das Pferd in die Box geführt, wo es zum Erstaunen der Besitzer sofort zu fressen begann, bis der Trog leer war. Es wurde angeraten, die Auslage der Box von Stroh auf Sägemehl umzustellen. Zwei Wochen später erfolgte eine zweite Therapiesitzung. Das Tier war jetzt schon total verändert, fraß jetzt immer seinen Trog leer, hatte zugenommen und wirkte ausgeglichener.

Auch ein halbes Jahr später war das Tier noch in einem sehr guten Allgemeinzustand, fraß ausreichend und hatte sein normales Gewicht. Stroh konnte wieder – ohne Reaktion – gefüttert werden.

Ein Hengstfohlen kam ohne menschliche Hilfe zur Welt. Der kurze Zeit später hinzugezogene Tierarzt stellte eine **Lähmung der Hinterbeine** und der Schweifrübe fest, die wahrscheinlich durch den Sturz bei der Geburt zustande gekommen war. An diesem Tag musste das Tier mit der Flasche ernährt werden, da es nicht zum Trinken aufstehen konnte. Auf dem Röntgenbild stellte der Tierarzt eine Verschiebung der ersten beiden Halswirbel fest und riet dazu, das Fohlen einzuschläfern.

Das Tier war zwei Tage alt, als R. E. mit der Bioresonanztherapie begann. Bereits nach der ersten Therapie konnte das Fohlen seinen kleinen Schweif heben. Am darauf folgenden Tag konnte es bereits alleine stehen, musste jedoch noch für zwei Tage hochgehoben werden. Nach der jetzt durchgeführten zweiten Behandlung machte es die ersten selbstständigen Schritte, konnte jedoch noch nicht den Kopf heben oder drehen. Nach der dritten Bioresonanztherapie bewegte sich das Fohlen normal, nur etwas langsamer als seine Altersgenossen. Es konnte nun auch selbstständig an der Mutter trinken. Nach drei Monaten hatte das Tier eine für sein Alter vollkommen normale Verhaltensentwicklung und bewegte sich in allen drei Gangarten völlig unauffällig.

Der zwölfjährige Scheckhengst »Nevado« hatte zwei mehr als faustgroße Tumoren im Bauchbereich. Der eine Tumor lag in der Nähe des Bauchnabels, der zweite größere Tumor an der Stelle, wo normalerweise der Sattelgurt befestigt wird, sodass er nicht mehr geritten werden konnte. Schulmedizinische Diagnose: **Equines Sarkoid**, ein bösartiger

Weichteiltumor, verursacht durch Papillomaviren. Drei Tierärzte hatten das Tier schon behandelt – ohne Erfolg. Eine Operation war nicht möglich.

Als die Tiertherapeutin S. B. das völlig abgemagerte Pferd zum ersten Mal sah, schlug sie die Hände über dem Kopf zusammen: »Ich hätte für das Tier keine fünf Euro mehr gegeben…« und sie machte der Besitzerin keine große Hoffnung, dass Bioresonanz jetzt noch etwas bewirken könnte. Diese war jedoch von der Bioresonanzmethode völlig begeistert, da sie bei sich selbst so gute Erfahrungen gemacht hatte und wollte alles versuchen, um dem Tier sein Schicksal zu erleichtern.

Die Behandlung war am Anfang nicht einfach, da das Pferd große Schmerzen gehabt haben muss, es ließ sich nicht anfassen und trat aus, wenn man in die Nähe kam. Die Tensor-Testung ergab multiple Belastungen mit Pilzen, Bakterien, Parasiten und Viren. Mit viel Geduld seitens der Besitzerin und der Therapeutin ließ Nevado die Therapien über sich ergehen. Niere, Leber und Darm wurden stabilisiert, Hefe- und Schimmelpilze sowie ein Leberegel wurden ausgeleitet. Im Anschluss wurde die Belastung von Borrelien und Staphylokokken therapiert und zum Schluss die Papillomaviren in Kombination mit Herpes-Viren. Nach vier Monaten ging es Nevado bereits deutlich besser, er hatte an Gewicht zugenommen und die Tumoren wurden sichtbar kleiner.

Nach insgesamt 30 Bioresonanztherapien waren die Tumoren völlig abgeheilt und Nevado konnte von der begeisterten Besitzerin wieder geritten werden.

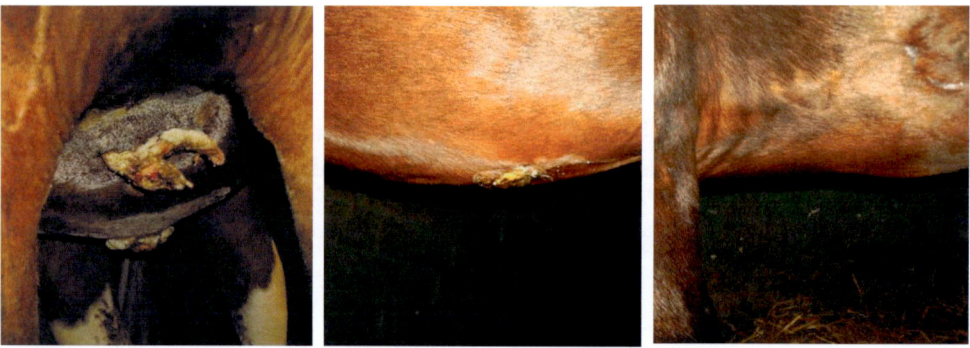

Abb. 26-28: Equines Sarkoid, ein Weichteiltumor beim Pferd, vor, während und nach der Bioresonanz-therapie.

Nicht nur bei den »Hobby-Tierbesitzern«, auch in der Nutztierhaltung hat die Bioresonanzmethode mittlerweile Anhänger gefunden. Bauern und Tierzüchter wollen ihre Tiere immer weniger mit chemischen Medikamenten füttern und legen zunehmend mehr Wert auf »sanfte« Behandlungsmöglichkeiten. Der beste **Zuchteber** (drei Jahre) eines Landwirts lag in seiner Box und rührte sich nicht mehr. Er zeigte eine auffällige Schwellung am Rücken, bekannt als **Bananenkrankheit**, eine Entzündung des großen Rückenstrecker-Muskels. Der »Deckakt« war damit nicht mehr möglich. Angesagt war hier das Bemühen um eine echte Heilung und nicht nur ein medikamentöses »Abschwellen« mit der Gefahr einer anschließenden Totalnekrose des Muskels. Der Landwirt erklärte sich bereit, eine Bioresonanztherapie zu versuchen. Am Abend nach der ersten Behandlung war die Schwellung tatsächlich so weit zurückgegangen, dass der Eber wieder gehen konnte. Nach zwei Tagen war er wieder voll »tauglich«. Beim Decken hatte er keinerlei Beschwerden, was beim Einsatz herkömmlicher Methoden nicht immer der Fall ist.

Kleintiere, insbesondere Hunde und Katzen, sind oft fester Bestandteil der Familie. Kinder, Eltern und Großeltern leiden mit, wenn es dem Haustier schlecht geht und es wird alles versucht, ein »Familiendrama« zu verhindern. Mittlerweile gibt es hier zahlreiche »Fans« der Bioresonanzmethode.

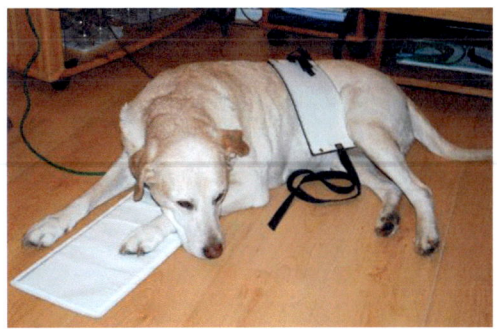

Abb. 29: Labradorhündin Mira lässt sich gegen Rückenschmerzen behandeln.

Hunde liegen meist ruhig auf der Modulationsmatte des Bioresonanz-Gerätes, bis die Therapiesitzung beendet ist. Der Tierarzt Dr. med. vet. M. V. behandelte eine elfjährige Irish-Setter-Hündin, die seit Jahren unter starkem Juckreiz, Haarausfall und Verdauungsstörungen litt. Das Tier war bereits erfolglos mit Antibiotika, Homöopathie und Eigenblut behandelt worden.

Der Resonanztest ergab **Nahrungsmittelallergien** auf Rindfleisch und Mais. Rindfleisch wurde aus der Nahrung verbannt und der Hund wurde viermal mit Bioresonanz behandelt. Begleitend wurden darmregulierende Medikamente verabreicht. Der Juckreiz verschwand und die Verdauung war wieder normal. Rindfleisch wurde wieder vertragen und auch die Maisallergie war ohne spezifische Behandlung gleich mit verschwunden. Auch acht Monate später war der Hund noch völlig beschwerdefrei und das Fell war voll und glänzend nachgewachsen.

Ein zehnjähriger Yorkshire-Terrier-Rüde litt unter einer **spastischen Lähmung** und wurde in die Praxis von Mag. vet. A. J. gebracht. Der Hund war völlig steif und er konnte überhaupt nicht mehr aufstehen. Nach drei Bioresonanzbehandlungen im Abstand von zwei bis drei Tagen »sauste« der Hund wieder wie früher und ohne die geringsten körperlichen Einschränkungen herum.

Ein weiblicher Jagdhundmischling war schon mit sechs Monaten das erste Mal läufig. Mit acht Monaten zeigte sie alle Symptome von **Scheinträchtigkeit** einschließlich geschwollener Milchdrüsen. Der Tierarzt A. J. behandelte die Hündin drei Mal mit der Bioresonanzmethode. Danach war alles überstanden, die Milch war weggeblieben, ohne jegliche Gabe von Hormonen, auf welche die Hunde oft sehr empfindlich reagieren. Dem Tier ging es ausgezeichnet.

Die **Leishmaniose** ist eine parasitäre Tropeninfektionskrankheit bei Hunden, die aus schulmedizinischer Sicht unheilbar ist. Es handelt sich dabei um eine schwere Erkrankung, bei welcher der Hund das ganze Fell verlieren kann. Diese Diagnose bedeutet, dass das Tier sein Leben lang Medikamente einnehmen muss. Leishmaniose gilt als nicht heilbar, lediglich behandelbar.

Die Tierärztin S. M. hatte mehrere Hunde mit dieser Krankheit bereits erfolgreich behandelt. Die Labradormischlingshündin Gipsy war ein Urlaubsmitbringsel von einem Griechenlandurlaub. Der griechische Tierarzt stellte bei der notwendigen Impfung kahle Stellen im Fell fest und die Blutuntersuchung bestätigte die Verdachtsdiagnose Leishmaniose. Ohne die übliche medikamentöse Therapie wurde der Hund fünfmal mit Bioresonanz behandelt. Das Fell begann innerhalb von drei Wochen nachzuwachsen. Später wurde ein weiterer Labortest durchgeführt. Das Ergebnis war schier unglaublich – aber wahr: Gipsy war Leishmaniose-negativ! Die ganze Familie war außer sich vor Freude…

Auch **Katzen** sprechen sehr gut auf die Bioresonanzbehandlung an. Der Tierarzt Dr. med. vet. J. R. behandelte eine weibliche Hauskatze mit **infektiösem Katzenschnupfen**. Seit längerer Zeit waren Augen und Nase verklebt. Das Tier nieste häufig, wirkte müde und hatte ein glanzloses Fell. Eine zwischenzeitlich durchgeführte Therapie mit Jungtiersuspension blieb erfolglos. Nach zwei Bioresonanztherapien im Abstand von zwei Tagen trat bereits eine Besserung ein. Nase und Augen waren nicht mehr so verklebt, allerdings musste das Tier noch häufig niesen. Drei Tage später rief die Besitzerin an und berichtete,

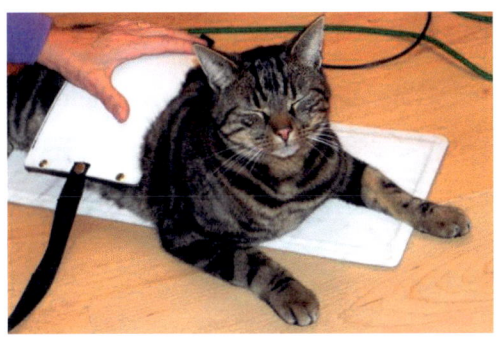

Abb. 30: Kater Moghli genießt die Bioresonanztherapie.

dass es der Katze wieder gut ginge und sie fröhlich herumtollte.

Miou, eine weibliche, sterilisierte Hauskatze, litt schon seit mehr als sechs Wochen unter einem **Harnwegsinfekt** mit starken Schmerzen beim Urinieren. Sechs bis sieben Mal am Tag versuchte sie Wasser zu lassen und musste dabei stark pressen, doch es kamen nur wenige Tropfen. Die Besitzerin war bereits in zwei tierärztlichen Praxen gewesen, die Harnuntersuchungen gemacht und Antibiotika verschrieben hatten. Dadurch verschwanden die Symptome jedoch nur kurzzeitig.

Dr. med. vet. Sch. testete als Hauptbelastung Quecksilber, vermutlich aus dem Impfhilfsstoff Thiomersal sowie eine parasitäre Belastung durch Schistosoma. Schon nach der ersten Bioresonanzausleitung mit energetischer Unterstützung der Nieren entspannte sich die auf der Modulationsmatte liegende Katze sichtlich. Nach sechs Tagen erfolgte die zweite Therapie. Drei Tage später rief die Besitzerin an und berichtete, dass es der Katze viel besser ginge und sie keine Symptome mehr zeige. Nach der dritten Behandlung war Miou wieder vollkommen gesund und munter. Auch drei Jahre nach der Therapie war kein Rezidiv mehr aufgetreten.

Ein zweijähriges **Meerschweinchen** litt seit einem Monat unter hochgradigem Haarausfall und war stark abgemagert. Die üblichen Behandlungen mit Antipilzmedikamenten brachten keinen Erfolg und die Besitzerin hatte die Hoffnung auf Heilung schon fast aufgegeben. Dr. med. vet. M. K. diagnostizierte eine **Heuallergie**. Das Tier wurde mit drei Bioresonanztherapien im Abstand von zwei Tagen behandelt. Auch nach vier Monaten war das Meerschweinchen noch ohne jede Symptomatik. Das Fell glänzte und das Tier futterte kräftig.

Die kleine einjährige **Schmuckschildkröte** war nach dem Winterschlaf normal aufgewacht, aber nach einem Monat fraß sie nicht mehr und war völlig apathisch. Sie öffnete das Mäulchen und schnappte nach Luft: Diagnose **Lungenentzündung**. Eine Anti-

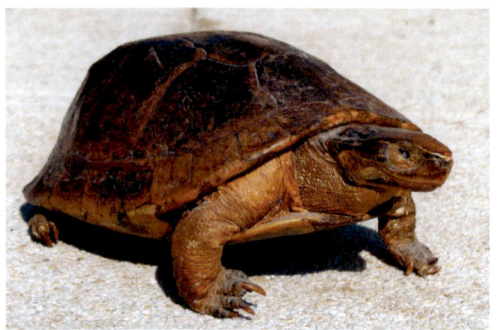

Abb. 31: Selbst Reptilien profitieren von der Bioresonanztherapie.

biotikabehandlung blieb erfolglos. Dr. med. vet. M. V. behandelte das Tier dreimal im Abstand von drei Tagen mit Bioresonanz. Danach fraß die Schildkröte wieder normal und zeigte keine Symptome mehr.

Die Bioresonanztherapeutin E. B. lebt seit mehr als 20 Jahren in Dubai. Eines Tages fragte sie einer ihrer Bekannten, ein Scheich, ob die Bioresonanzmethode auch bei **Falken** angewendet werden könne. Zwei seiner Saker Falken hätten schon längere Zeit Probleme mit **Bumblefoot** (Sohlenballengeschwüre). Die Vögel waren sehr wertvoll, konnten aber jetzt nicht mehr zum Jagen eingesetzt werden. Die Geschwüre an ihren Füßen waren so groß, dass sie auch beim Stehen Schwierigkeiten hatten. Sie nahmen nur noch wenig Nahrung auf und waren so geschwächt, dass sie nicht mehr in der Lage waren zu fliegen.

Der Besitzer, der eine Falkenzucht betrieb, hatte schon mehrere Tiere an Bumblefoot verloren, die schulmedizinische Behandlung half nicht. Der Scheich war zuerst äußerst skeptisch und brachte zunächst nur einen Falken zur Behandlung.

Bereits wenige Tage nach der ersten Bioresonanztherapie hatte sich der Zustand des Vogels verbessert und die Wunde begann, sich zu schließen. Der Besitzer brachte schnell einen zweiten Vogel mit dieser Erkrankung, der außerdem noch eine Augenentzündung und allergische Atemprobleme hatte. Die Behandlungen waren sehr kurz und verliefen einfach und unproblematisch. Der Züchter war

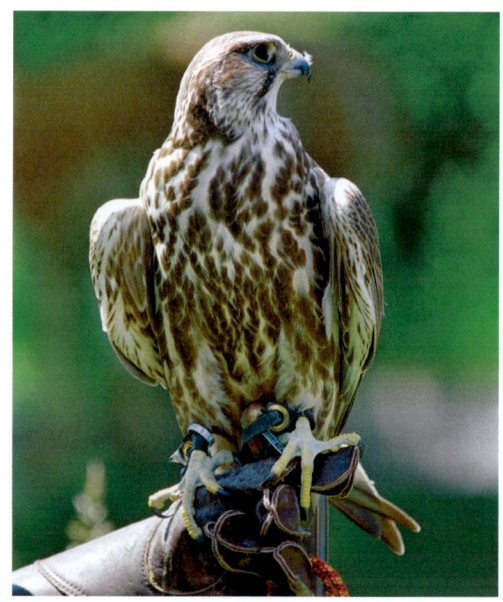

Abb. 32: Wertvolle Jagdfalken wurden vom »Bumblefoot« befreit.

beeindruckt und erstaunt, dass alles so reibungslos und stressfrei für die Tiere ablief und die Symptome bereits nach drei Wochen verschwunden waren. Er hat die Methode sofort an andere Falkenzüchter weiterempfohlen.

Es gibt ein Tier, das der Bioresonanzmethode nicht zugänglich ist: der **Innere Schweinehund**. Und mit dem muss man sich auseinandersetzen, wenn man eine neue Behandlungsmethode lernen und einsetzen möchte. Glücklicherweise werden für Neueinsteiger eine Menge Hilfen angeboten und sie können auf einen reichen Erfahrungsschatz langjähriger Therapeuten zurückgreifen.

Große und kleine Tiere reagieren sehr schnell auf die Bioresonanzmethode. Selbst als unheilbar geltende Erkrankungen wie die Leishmaniose beim Hund sprechen auf die Behandlung an.

Was ist bewiesen?

Wirksamkeit und evidenzbasierte Studien

»Die Wirksamkeit der Bioresonanz ist wissenschaftlich nicht belegt.« Dieser oft zitierte Satz mag Anfang der 1990er Jahre noch Gültigkeit gehabt haben. Im Jahre 2010 hat sich die Situation jedoch grundlegend verändert. In den letzten Jahren wurde eine große Anzahl von wissenschaftlichen Arbeiten veröffentlicht, die eindeutig die Wirksamkeit dieser Methode belegen und den eingeschworenen Kritikern zu schaffen machen. Nach fünfjährigem Rechtsstreit musste auf Druck der wissenschaftlichen Nachweise selbst das Oberlandesgericht München in einem Urteil nachgeben. Demnach ist es nun gerichtlich erlaubt, damit zu werben, dass durch die Bioresonanzmethode »Allergien diagnostiziert und therapiert werden können«. Bis hierher war es jedoch ein langer, steiniger Weg.

Viele Wissenschaftler verlangen als einzig gültigen Wirksamkeitsnachweis einer Therapiemethode **Doppelblindstudien**. Sie sind mittlerweile der Standard für die Einführung neuer Medikamente. Doppelblindstudien sind das »Goldene Kalb« der objektiven Naturwissenschaft geworden und einige Wissenschaftler glauben, dass nur auf diese Weise ein verwertbares Ergebnis zu erzielen sei. Dabei wird oft vergessen, dass es durchaus auch viele andere wissenschaftlich anerkannte Studienprofile gibt. An den Hochburgen der Forschung, den Universitäten, werden selten Doppelblindstudien durchgeführt. Die meisten Doktor- und Habilitationsarbeiten sind eher Kohorten- oder Fallkontrollstudien, Verlaufsstudien, tierexperimentelle und mechanistische Modellstudien. Ohne solche grundlegenden Basisstudien wären wohl nie neue Medikamente und Therapiemethoden entwickelt worden.

Warum wird so großer Wert auf diese Doppelblindstudien gelegt und warum liegen noch keine solchen Studien für die Bioresonanz vor? Wenn ein Therapeut von einem guten Therapieergebnis bei einem oder mehreren Patienten berichtet, wird dies von Kritikern gerne als Zufall, Placeboeffekt, Spontanheilung oder Fehldiagnose gewertet. Für den Einzelfall kann diese Kritik durchaus verständlich sein. Wenn ich einen Patienten mit einer Methode (Medikament oder anderes) erfolgreich behandelt habe, weiß ich nie, ob die Besserung durch meine therapeutischen Maßnahmen hervorgerufen wurde, oder ob es ihm auch ohne Behandlung genauso gut gegangen wäre.

Nicht selten heilen Krankheiten auch spontan, das heißt ohne Therapeut aus und das Zusammentreffen von Therapie und Besserung war reiner Zufall. Wenn ich jedoch bei einer großen Zahl von Patienten und bei Krankheiten, bei denen es selten zu Spontanheilungen kommt, immer wieder nach einer Therapieserie Verbesserungen beobachte, kommen selbst die hartnäckigsten Kritiker in statistische Erklärungsnot. Manchmal wird dann behauptet, dass die (meist selbst gestellte) Anfangsdiagnose wohl eine Fehldiagnose gewesen sein muss, da anderweitig diese Besserung nicht erklärbar sei.

Und dann gibt es ja noch den berühmten **Placeboeffekt** (lat. placebo = ich gefalle). »Der Glaube versetzt Berge« und der Geist steuert (viele) Körperfunktionen. Selbst über diesen Placeboeffekt gibt es viele wissenschaftlichen Studien.

Patienten, die fest an ihre Heilung, an den Therapeuten und an die Medizin oder die Behandlungsmaßnahme glauben, werden statistisch wesentlich häufiger geheilt als Patienten mit eher kritischer Einstellung. Es geht sogar noch weiter. Wenn der Arzt oder Heilpraktiker ebenfalls fest an seine Therapie glaubt und dies dem Patienten bewusst oder unbewusst vermittelt, funktioniert es nochmals besser. Hierbei spielen Rituale eine große Rolle. Bei den Medizinmännern der Naturvölker waren es Trommeln und Gebete, bei den Medizinmännern der Neuzeit sind es Tabletten, Spritzen, Infusionen oder Therapiegeräte.

Vor allem im Bereich der chronischen Krankheiten werden allein durch Zuckerpillen und Kochsalzlösungen ohne pharmazeutische Wirksamkeit – durch Glaube und Ritual – 30 bis 50 % der Patienten geheilt oder die Symptome zumindest gebessert.

Wenn durch die Gabe eines Medikamentes nicht mehr als 50 % der Patienten geheilt werden, wird bezweifelt, ob dieses Medikament denn wirklich eine eigenständige Wirkung hat. Und das ist genau der Grund, weshalb die Doppelblindstudien erfunden wurden. Man will versuchen, Placeboeffekte, Zufälle und Spontanheilungen so weit wie möglich auszuschließen, um die Wirksamkeit einer Substanz oder einer Methode möglichst objektiv beurteilen zu können. Das ist im medizinischen Bereich besonders schwierig, weil man kaum größere Zahlen an Patienten mit den gleichen Voraussetzungen zusammen bekommt. Auch Patienten, die an der gleichen Krankheit leiden, unterscheiden sich oft stark in anderen »Parametern« wie Alter, Geschlecht, Konstitution, Nebendiagnosen, Zusatzmedikation usw.

Und nun das »Rezept« für eine Doppelblindstudie:

Man nehme eine möglichst große Anzahl, hundert bis mehrere tausend Patienten mit einer eindeutigen, schulmedizinisch abgeklärten Diagnose. Nehmen wir an, es handelt sich um Patienten mit hohem Blutdruck (Hypertonie) und ein neues Blutdruckmedikament (Antihypertonikum) soll geprüft werden.

Es werden zwei Gruppen gebildet. Die eine Hälfte bekommt das richtige Medikament (Verum), die andere Hälfte eine genau gleich aussehende Zuckerpille (Scheinmedikament = Placebo). Welcher Patient welcher Gruppe zugeordnet wird, wird ausgelost (randomisiert).

Wenn nur der Patient nicht weiß, was er bekommt, ist es eine **Einfachblindstudie**, wenn auch der Arzt nicht weiß, was er gibt, ist es eine **Doppelblindstudie**.

Nach einer vorher festgelegten Laufzeit wird die Blutdrucksenkung in beiden Gruppen verglichen. Natürlich werden auch in der Placebogruppe viele Patienten deutliche Blutdrucksenkungen haben und sogar über »Nebenwirkungen« klagen! Nur wenn in der Verumgruppe – statistisch signifikant – deutlich mehr Patienten eine effektive Blutdrucksenkung zeigen, ist die Wirksamkeit dieses neuen Medikaments bewiesen. Je größer die Anzahl der Patienten in beiden Gruppen ist, desto statistisch eindeutiger wird das Ergebnis sein.

Nun verlangen viele Wissenschaftler solche Wirksamkeitsnachweise über Doppelblindstudien nicht nur für schulmedizinische Medikamente, sondern auch für naturheilkundliche Medikamente und für alternative Heilverfahren. Und hier wird die Problematik für die Naturheilkunde offensichtlich. Während die schulmedizinischen Medikamente **diagnosebezogen** (alle Hypertoniker der Studiengruppe erhalten das gleiche Antihypertonikum) verabreicht werden, sind die Therapien der meisten Naturheilverfahren meist **individuell**.

In der klassischen Homöopathie wird jedem Hypertoniker ein anderes Mittel aufgrund seiner Konstitution und anderer Symptommodalitäten verabreicht. In der Akupunktur erfolgt die Auswahl der Nadelungen ebenfalls nach Konstitution und Begleitsymptomen.

In der Bioresonanz werden die erforderlichen Programme in Abhängigkeit multipler Belastungen oft durch ein energetisches Diagnoseverfahren ausgetestet. Es handelt sich immer um individuelle Therapien und kein Therapeut in eigener Praxis wird gerne Scheinbehandlungen (Placebotherapie) durchführen. Eine Einfachblindstudie wäre unter bestimmten Voraussetzungen noch denkbar, eine Doppelblindstudie, das heißt, auch der Therapeut weiß nicht, ob er die effektive Behandlung verabreicht, ist fast unmöglich.

Aber auch auf dem Sektor der Naturheilkunde bewegt sich mittlerweile einiges. Für **homöopathische Komplexmittel**, die ja auch diagnosebezogen eingesetzt werden können, liegen bereits Wirksamkeitsnachweise aus Doppelblindstudien vor. Aus den letzten 20 Jahren wurden einige Metaanalysen[18] veröffentlicht, in denen verschiedene Homöopathie-studien verglichen und beurteilt wurden. Einige dieser Studien belegten die bessere Wirksamkeit **homöopathischer Medikamente** gegenüber Placebo, andere wiederum konnten keine Unterschiede nachweisen. Jeder Autor wirft dem jeweils anderen Lager Unregelmäßigkeiten bei der Auswahl der Studien vor. Eine allgemein akzeptierte wissen-schaftliche Lösung scheint noch nicht in Sicht.

Für die **Akupunktur** wurde in den Jahren 2001 bis 2005 auf Anfrage und mit finanzieller Unterstützung der Krankenkassen eine multizentrische Praxisstudie an über fünfzig-tausend Patienten durchgeführt. Bei den Indikationen »Schmerzen der Lendenwirbelsäule« und »Kniegelenksarthrose« wurden statistisch signifikante Besserungen, gleichwertig wie medikamentöse Behandlungen, festgestellt. Daraufhin wurden diese Indikationen in die Erstattungsfähigkeit der Krankenversicherungen aufgenommen. Einige Praxen führten auch eine Einfachblindstudie mit Placebo-Akupunktur durch, d. h. sie nadelten die Patienten außerhalb der klassischen Akupunktur-Punkte. Hier konnte kein statistisch signifikanter Unterschied gegenüber der Patientengruppe, die richtig genadelt wurde, festgestellt werden. Es wurde diskutiert, ob nicht auch viele Punkte außerhalb der klassi-schen Meridiane wirksam sein können.

Und nun zur **Bioresonanz**. Wissenschaftliche Studien werden üblicherweise in Laborato-rien, Forschungsinstituten, Praxen oder an den Universitäten durchgeführt. Die Univer-sitäten sind hierzulande die höchste wissenschaftliche Autorität. Entsprechende Gremien

---

[18] Shan A. et al.: Are the clinical effects of homeopathy placebo effects? Comparative study of placebo-controlled trials of homeopathy and allopathy, 366: 726-32, Lancet 2005; Ferner zu erwähnen: Linde et al., Metaanalyse mit 89 Studien, Lancet 1997; Kleijnen et al., Metaanalyse mit 107 Studien, British Medical Journal, 1991; Linde and Melchart, Meta analyse mit 32 Studien, Journal of Alternative and Complementary Medicine, 1998.

aus Professoren und Forschern legen fest, was zum jeweiligen Zeitpunkt »aktueller Stand der Wissenschaft« ist.

Die an Universitäten durchgeführten Gutachten sind bei juristischen Streitigkeiten meist die Basis für hochrichterliche Entscheidungen. Hieraus erwächst aber auch eine große Verantwortung gegenüber der Bevölkerung.

Man sollte annehmen, dass an den Universitäten ein reger Forschungsdrang herrscht und dass neue, eventuell bahnbrechende Ideen mit wissenschaftlicher Neugier nach möglichst objektiven Kriterien überprüft und dann bestätigt oder abgelehnt werden.

Umso erstaunlicher mag es erscheinen, dass viele therapeutische Ansätze aus der Naturheilkunde scheinbar völlig ignoriert werden. Positive Erfahrungen aus der Praxis werden gar nicht erst zur Kenntnis genommen, insbesondere, wenn die dahinter stehenden Ideen nicht in das noch vorherrschende (aber eigentlich schon überholte) Weltbild passen. Und universitäre Studien zu solchen Themen? Zur Zeit unmöglich!

Forschung ist **teuer**. Pharmafirmen stecken Millionen in die Forschung und in Studien für den Wirksamkeitsnachweis neuer Medikamente. Kleinere, mittelständische Unternehmen haben hierfür keine Geldmittel. In den vergangenen Jahren forderte der Gesetzgeber Neuzulassungen vieler Medikamente, bei denen die Wirksamkeit durch neue Studien überprüft und belegt werden musste. Daraufhin wurden viele altbewährte Naturheilmittel vom Markt genommen, weil den meist kleineren Firmen die nötigen finanziellen Mittel nicht zur Verfügung standen.

Und wer forscht nun für die Bioresonanz?

Zunächst einmal die begeisterten Therapeuten, die in ihren Praxen die Erfolge beobachten und mit viel Mühe und Idealismus die Fälle dokumentieren. **Einzelfallberichte** sind noch lange kein wissenschaftlicher Beweis. Hunderte und Tausende von Einzelfallberichten lassen sich jedoch nicht mehr so einfach vom Tisch wischen.

Im Jahre 2005 wurde durch einen Bioresonanzgerätehersteller eine Umfrage durchgeführt, an der sich 538 Ärzte und Heilpraktiker, die diese Methode in ihrer Praxis anwenden, beteiligten. Dabei wurden die Behandlungen an 684.366(!) Patienten ausgewertet.

Davon gaben 50,5% Beschwerdefreiheit an, 31,0% meldeten eine deutliche und 11,7% eine leichte Besserung. Nur bei 5,8% der Fälle gab es keine Besserung und bei 1,0% eine Verschlechterung.

Von 241.664 schulmedizinisch »austherapierten« Fällen führte die Bioresonanzmethode in immer noch 46% der Fälle zu einer Beschwerdefreiheit. Bei 34,0% war eine deutliche und bei 13,1% eine leichte Verbesserung zu verzeichnen. Nur 6,2% der Patienten konnte nicht geholfen werden.

Dr. Rummel hat eine Gesellschaft gegründet, in der alle Therapeuten ihre Patienten nach seiner standardisierten Allergietherapie behandeln. Auch von hier liegen mittlerweile mehr als 20.000 positive Falldokumentationen vor. Vor solchen Zahlen kann kein Schulmediziner die Augen verschließen!

Einige Ärzte führten **Praxisstudien** durch, befragten die behandelten Patienten und werteten die Ergebnisse statistisch aus. Krankenhäuser haben sich für solche Forschungen noch nicht bereit erklärt, zumindest nicht in Europa. **Aber in China!**

Es klingt fast wie eine Parodie der Medizingeschichte. Da wird in Deutschland eine Methode erfunden, teilweise basierend auf dem jahrtausendealten Wissen der chinesischen Medizin. Während diese Methode in Deutschland weitestgehend ignoriert wird, wird sie zurück nach China exportiert. Dort wird sie nicht nur mit Begeisterung angewendet, es werden auch in Krankenhäusern wissenschaftliche Studien durchgeführt. Diese verhelfen dieser Methode dann in Deutschland zur Anerkennung. Ein positiver Effekt der Globalisierung.

Im Dezember 2004 haben meine Frau und ich in der Stadt Xian, bekannt durch die Ausgrabungen der Terrakotta-Armee, ein Seminar im Rahmen eines Bioresonanz-Kongresses gegeben. Teilnehmer waren über hundert Ärzte und Professoren aus dem ganzen Land. Wir hatten ursprünglich angenommen, dass vor allem die Kliniken der Traditionellen Chinesischen Medizin an dieser Methode interessiert wären. Das ist aber nicht so. Mehrere hundert Bicom Geräte stehen ausschließlich in modernen Krankenhäusern, wo ansonsten westliche Schulmedizin durchgeführt wird. Selbstständige Arztpraxen wie bei uns gibt es in China noch nicht. Die Chinesen sind neugierig und pragmatisch. Zunächst einmal sind alle in Deutschland hergestellten Geräte interessant. Und dann werden sie ausprobiert. Wenn es funktioniert, wird es weitergemacht. Wenn es nicht funktioniert, fällt es unten durch. Und die Bioresonanz wurde nicht nur weitergemacht, es wurden auch einige **wissenschaftliche Studien** durchgeführt.

In China gibt es im Vergleich zu Europa diesbezüglich einige Vorteile. Löhne sind noch niedrig, Geldmittel anscheinend genug vorhanden und Patienten gibt es auch genug. Wir haben in Xian ein großes Krankenhaus besucht. Es gab eine eigene Abteilung für die Bioresonanz und eine Angestellte therapierte von morgens bis abends Patienten mit der Bioresonanzmethode. Alle Anwendungen und Ergebnisse wurden akribisch dokumentiert. Das sind natürlich ideale Voraussetzungen für Studien an größeren Patienten-kollektiven. Die erstaunlichen Ergebnisse werden weiter unten beschrieben.

In Europa wurden wissenschaftliche Forschungen über die Bioresonanz unter anderem in Laboratorien durchgeführt. Hier erfolgten die Experimente an Nährlösungen, Zell-kulturen, Blutproben, Fliegen und Kaulquappen. Es sollte nachgewiesen werden, dass aus dem Bioresonanzgerät wirklich Schwingungen herauskommen, die auch auf biologische Systeme außerhalb des menschlichen Körpers Wirkung zeigen. Sie werden als »**in vitro**«- bzw. **tierexperimentell** bezeichnet.

Der Sinn einer wissenschaftlichen Studie ist es, die **Wahrheit** zu beweisen. Also müssten die Ergebnisse aller Studien über das gleiche Thema tendenziell die gleichen Resultate zeigen. Die Realität ist jedoch völlig anders. Es werden Studien veröffentlicht, die angeblich einen Tatbestand bewiesen haben und zwei Jahre später kann man Studien lesen, die genau das Gegenteil behaupten. Wer hat nun Recht? Man denke nur an den »idealen Cholesterinspiegel«, die Empfehlungen ändern sich jährlich. Waren diese Studien qualitativ gleichwertig oder gab es gute Studien und weniger gute? Wer hat nun die Wahr-heit entdeckt, oder besser gefragt, wie hoch ist die **Wahrscheinlichkeit** (oder **Evidenz**), dass man dieser Wahrheit möglichst nahe gekommen ist?

Einen Ausweg aus diesem Dilemma suchte vor einigen Jahren die **American Heart Association**. Sie führte eine Klassifizierung wissenschaftlicher Studien nach **Evidenzgraden (Level of Evidence)** ein. Es handelt sich um ein 8-Stufen-Schema (siehe Tabelle), das die Qualität der Aussage einer Studie bewerten soll. Evidenzgrad 1 (Level 1) wäre demnach eine Studie, die die höchste Wahrscheinlichkeit besitzt, die behauptete Wahrheit wider-zuspiegeln. Dies entspricht einer Studie mit dem höchsten wissenschaftlichen Qualitätsstandard und ist schon fast als Beweis zu werten. Hierzu gehören die oben beschriebenen **statistisch signifikanten, randomisierten, kontrollierten Doppelblindstudien** oder **Metaanalysen**. Bei Level 8 ist die Wahrscheinlichkeit, dass das Ergebnis richtig ist, noch sehr umstritten. Dazu gehören »rationale Vermutungen«. Alle anderen Studienformen liegen dann zwischen Level 2 und Level 7.

Seit einigen Jahren werden Ärzte in Praxen und Krankenhäusern dazu aufgefordert, eine **evidenzbasierte Medizin** zu betreiben. Das heißt, es sollten möglichst nur Medikamente und Methoden Anwendung finden, für die Studien der Evidenzgrade 1 und 2 vorliegen. Damit wird allerdings die Therapiefreiheit des Arztes und die Arbeit aufgrund seiner therapeutischen Erfahrung massiv eingegrenzt.

Level 1	Statistisch signifikante randomisierte kontrollierte Studien oder Metaanalysen mit statistisch signifikanten Ergebnissen	Metaanalysen von vielen randomisierten kontrollierten Studien mit homogenen und statistisch signifikanten Therapieeffekten oder mit heterogenen Ergebnissen, die aber insgesamt statistisch noch signifikant sind
Level 2	Statistisch nicht signifikante randomisierte kontrollierte Studien oder Metaanalysen, statistisch nicht signifikante Metaanalysen von inkonsistenten randomisierten kontrollierten Studien	Metaanalysen von vielen randomisierten kontrollierten Studien mit konsistenten Therapieeffekten in den einzelnen Studien, die aber statistisch nicht signifikant sind; Metaanalysen von vielen randomisierten kontrollierten Studien mit heterogenen und statistisch nicht signifikanten Therapieeffekten
Level 3	Prospektive, kontrollierte, aber nicht randomisierte Kohortenstudien	Prospektive Studien an einer Kohorte von Patienten, die in Bezug auf die Intervention nicht randomisiert sind; die Untersucher versuchen gewöhnlich eine gleichzeitig behandelte Kontrollgruppe oder eine Vergleichsgruppe zu etablieren

Level 4	Historische, nicht rando-misierte Kohorten- oder Fall-Kontroll-Studien	Historische, nicht randomisierte Kohorten-studien; retrospektive Studien oder Beobach-tungsstudien; die Untersucher versuchen eine Kontroll- oder Vergleichsgruppe anzubieten
Level 5	Verlaufsstudien an Patien-ten	Studien, in die Patienten entweder prospek-tiv oder retrospektiv in aufeinander folgender Reihenfolge eingeschlossen und die Effekte einer Intervention beobachtet werden; keine Kontrollgruppe
Level 6	Tierexperimentelle Studien und mechanistische Modell-studien	Tierexperimente oder mechanistische Modell-studien
Level 7	Vernünftige Extrapolation von existierenden Daten; quasi-experimentelles Design	Vernünftige Extrapolation bei quasi-expe-rimentellem Design oder von existierenden Daten, die für andere Zwecke gesammelt wurden
Level 8	Rationale Vermutung (all-gemeiner Glaube), histo-rische Akzeptanz als Stan-dardpraxis	Die Praxis stimmt mit dem allgemeinen Gefühl überein oder besitzt augenscheinliche Gültigkeit. Als Standardpraxis überliefert vor den Erfordernissen für wissenschaftlich gesicherte Empfehlungen (EBM); keine neuen wissenschaftlichen Erkenntnisse, um eine Veränderung zu unterstützen; keine Hinweise für eine negative Wirkung

Tabelle nach American Heart Association (AHA), modifiziert nach W.F. Dick: Evidence based emergency medicine, Anaesthesist 47, 957, 1998 und Circulation 102: 1-4, 2000.

Mittlerweile wurden auch einige **Bioresonanzstudien** mit den Evidenzgraden 1 und 2 beurteilt. Ein Bioresonanzgerätehersteller hat ein unabhängiges, renommiertes Institut für Datenanalyse und Versuchsplanung[19] damit beauftragt, fünfzehn Bioresonanzstudien

---

[19] Institut für Data Analysis & Study Planning, Gauting.

qualitativ zu beurteilen und ihnen Evidenzgrade zuzuordnen.

Vier Studien wurden dem Evidenzgrad (Level) 1 zugeordnet, eine Studie Level 1–2, eine Studie Level 2, eine Studie Level 3, vier Studien Level 4–5 und vier Studien Level 5. Damit fasste der Gutachter diese Untersuchungen zusammen: »Alle bisherigen Studien und Forschungsarbeiten deuten darauf hin, dass das BICOM Verfahren nicht nur statistisch signifikante (im Sinne einer Zufallsstatistik nachweisbare) Wirkungen aufweist. Diese sind im klinischen Zusammenhang als Wirksamkeit zu interpretieren. Unerwünschte Nebenwirkungen, insbesondere gravierende, sind in keiner Studie gefunden worden. Die hier diskutierten und bewerteten Arbeiten entsprechen im Prinzip dem Qualitätsmaßstab der Universitätsforschung.«[20]

Sehen wir uns doch die wichtigsten Studien, welche die Wirksamkeit der Bioresonanz beweisen wollen, etwas genauer an. Wir unterscheiden **vorklinische Studien**, die an Minerallösungen, Zellkulturen, Blutbestandteilen und Tieren gemacht wurden, von **klinischen Studien** an Patientengruppen.

Zunächst eine interessante vorklinische Studie: Können nicht-lebende Systeme z. B. **Mineralsalzlösungen** auf Bioresonanz reagieren? Im Jahre 1998 wurde in Slowenien ein interessantes Experiment durchgeführt.[21] Die Information einer Essigsäurelösung wurde über das BRT-Gerät auf eine neutrale Mineralsalzlösung aufgeschwungen. Die behandelten Mineralsalzlösungen zeigten im Vergleich zu unbehandelten Proben deutliche physikalische Unterschiede. Die informierten Minerallösungen wurden sauer, sie glichen sich der Essigsäure an. Der pH-Wert der informierten Proben nahm geringfügig, aber signifikant ab.

Die Kirlianfotografie (hochfrequente Hochspannungsfotografie nach dem Ehepaar Kirlian) der behandelten Lösungen zeigte intensivere und stärkere Strahlungsmuster und nach Trocknung bildeten sich größere und ausgedehntere Kristalle als in der Vergleichsgruppe.

Dies zeigt, dass »immaterielle Information« mit dem Bicom Gerät übertragen wird und

---

[20] Institut für Data Analysis & Study Planning, Gauting: Gutachten vom 9.12.2005 und 20.1.2006.

[21] Diplomarbeit an der Fakultät für Elektrotechnik der Universität Ljubljana; N. Rojko Vuga im Arbeitskreis Prof. Dr. A. Jeglic: Untersuchung zur Transduktion von Essigsäure-Information über einen elektronischen Verstärker, 1997.

selbst »nicht-lebende« Substanzen physikalisch verändern kann. Oder fallen selbst Mineralsalzlösungen auf angebliche Placebobehandlungen herein?

Zellkulturen von Krebszellen wurden über mehrere Tage mit Bioresonanz behandelt. Es handelte sich um entartete Monozyten (eine Untergruppe weißer Blutkörperchen) aus einem menschlichen Lymphom (Lymphdrüsenkrebs). Nach drei Tagen zeigte sich eine tendenzielle Verbesserung der Malignitätsparameter, u. a. wurde die DNS-Synthese und der DNS-Gehalt der Zellen um über 20 % erhöht.[22]

Ändern sich Blutproben von kranken Patienten, wenn man sie mit Blutproben gesunder Patienten beschwingt? Ein interessantes Experiment wurde mit **Humanem Serum-Albumin (HSA)**, dem wichtigsten Eiweißbestandteil der Blutflüssigkeit, durchgeführt.[23] Man mischte HSA von zehn gesunden Frauen und übertrug diese Information mit dem BRT-Gerät auf die HSA-Präparationen aus dem Blut von acht Brustkrebspatientinnen. Erstaunlicherweise veränderten sich die behandelten pathologischen HSA-Eiweißanteile der Brustkrebspatientinnen in Richtung physiologischer Normalisierung. Man könnte daraus schließen, dass Bioresonanz regulierend auf das Immunsystem wirkt.

An 50.000(!) Blutproben wurden verschiedene Parameter des Bicom Gerätes getestet. Zehn Ampullen Blut des gleichen Spenders kamen in den Eingangsbecher und zehn Ampullen Blut in den Ausgang. Überprüft wurde die **Phagozytose-Aktivität** der weißen Blutkörperchen (polymorphkernige Leukozyten). Als Phagozytose bezeichnet man die Inkorporierung und Eliminierung von Fremdmaterial oder Krankheitskeimen durch diese weißen Blutzellen.

Die umfangreichen Versuche wurden mit einem breiten Spektrum unterschiedlicher Therapieeinstellungen durchgeführt. Wie im folgenden Balkendiagramm gezeigt, lag die Phagozytose-Aktivität der unbehandelten Kontrollgruppe im Durchschnitt z. B. bei 21,1. Nach Behandlung mit einem Bioresonanztherapieprogramm stieg sie auf 54,7 bei 1-facher Verstärkung der Therapiesignale bzw. 41,7 bei 12-facher Verstärkung der

---

[22] G. Lednyiczky: Über den Einfluss der Bioresonanztherapie auf die Kanzerogene, in: Niederenergetische Bioinformation, Wiener Internationale Akademie für Ganzheitsmedizin, Band 17, S. 134-137, Facultas Verlag, 1997, Hrsg. P.C. Endler und A. Stacher.

[23] O.V. Zhalko-Titarenko et al.: Der Einfluss der BICOM Resonanz auf die strukturelle Dynamik des Serum-Albumins von Patienten mit Brustkrebs, Research Center LEKON of the Ukranian Academy of Science, Kiew, 1995.

Therapiesignale. Mit einer invertierten Information waren die Veränderungen weniger stark ausgeprägt.[24]

Die Verbesserung der Qualität von Spenderblut durch Erhöhung der Anzahl der aktiven Leukozyten nach einer Bioresonanzbehandlung im In-vitro-Versuch geht aus der folgenden Grafik hervor:

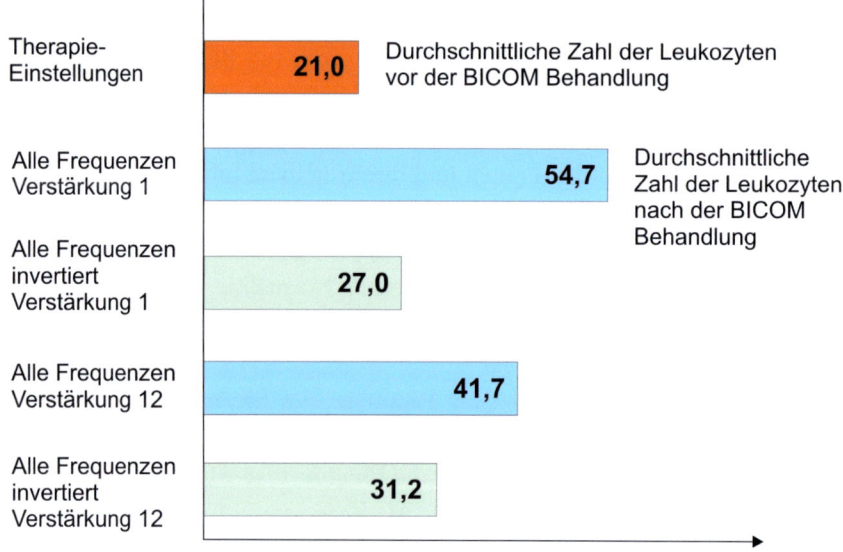

Abb. 33: Signifikanter Anstieg der Leukozyten- und Lymphknotenzahl nach Bioresonanz.

Kann Bioresonanz den »Appetit« der weißen Blutkörperchen steigern und damit die Immunabwehr verbessern?

Es gibt auch einige »Tierversuche« zur Bioresonanz. Selbst hitzegeschädigte **Drosophila-Larven** (Taufliegen) profitieren von einer Bioresonanztherapie. Die **Vitalität** verbesserte sich signifikant gegenüber der unbehandelten Gruppe. Die Antwort auf Lichtreize

---

[24] O. Osadchaya et al.: Zusammenfassende Darstellung der In-vitro-Modulation der Phagozytose-Aktivität von menschlichen polymorphkernigen Leukozyten durch BICOM Resonanztherapie, in: Wissenschaftliche Studien, Regumed Institut für Regulative Medizin, Seite 38-46, 1999.

und die Beweglichkeit normalisierte sich, die Überlebenszeit ohne Nahrungsaufnahme verlängerte sich.[25]

Die Umwandlung von Kaulquappen in Frösche (**Metamorphose**) wird verzögert, wenn man dem Aquarienwasser das Schilddrüsenhormon Thyroxin zufügt. Dieser Effekt wurde auch erreicht, wenn die Information des Thyroxins über das Bioresonanzgerät nur aufgeschwungen wurde. Ein weiterer Beweis dafür, dass die biophysikalische Informationsübertragung möglich ist und physiologische Effekte nach sich zieht. Diese Studie wurde **doppelblind** von zwei voneinander unabhängigen Instituten in Österreich und Italien durchgeführt.[26]

Auch **radioaktiv verseuchte Mäuse** (»Tschernobyl-Typ«) wurden mit Bioresonanz therapiert. In der behandelten Gruppe konnte eine Normalisierung der Thymus- und Lymphknotengewichte erreicht werden, was auf eine Verbesserung des geschädigten Immunsystems hinweist. Die ebenfalls beobachtete vergrößerte Milz könnte auf eine gesteigerte Aktivität beim Abbau geschädigter Zellen und Blutbestandteile hindeuten.[27]

Allen präklinischen Studien wurde der höchste **Evidenzgrad 1** zugeteilt.

Die meisten **klinischen Studien** zur Bioresonanz wurden mit **Allergiepatienten** durchgeführt. Diese Patientengruppe bietet sich für Studien besonders an, da die Wirkung der Therapie in den meisten Fällen für die Patienten subjektiv unmittelbar spürbar ist und vom Therapeuten beobachtet werden kann. Das Verschwinden oder die Verbesserung eines Hautausschlags, einer verstopften Nase, von Asthma oder Darmbeschwerden kann leicht beurteilt werden.

Bereits 1990 führte der Kinderarzt Dr. Schumacher in seiner Praxis eine Studie an 204 Kindern mit den verschiedensten allergischen Erkrankungen durch. Zwischen fünf und elf Monaten nach der Bioresonanztherapie wurden die Patienten befragt und nachunter-

---

[25] G. Ledniczky: Rekonstitution der Vitalität hitzegeschädigter Drosophila-Larven mittels endogener elektromagnetischer Felder, in: Niederenergetische Bioinformation, Schriftenreihe Band 17, S. 122-134, Facultas Verlag Wien, 1997, Hrsg. P. C. Endler und A. Stacher.

[26] P. C. Endler et al.: Übertragung von Molekül-Information mittels Bioresonanz-Gerät (BICOM) im Amphibienversuch, Erfahrungsheilkunde, Heidelberg, 3, S. 186-192, 1995.

[27] D. Sakkarov et al.: Untersuchung zur Rekonstitution des Immunsystems radioaktiv kontaminierter Mäuse mittels BICOM Resonanz-Therapie, in: Wissenschaftliche Studien, Regumed Institut für Regulative Medizin, 199, S. 48 – 55.

sucht. 83 % gaben an, keine allergischen Beschwerden mehr zu haben, bei 11% hatten sich die Symptome gebessert, nur bei 4,5 % waren sie unverändert und 1,5 % waren nicht beurteilbar. Ein damals revolutionäres Behandlungsergebnis, von dem andere Therapierichtungen kaum zu träumen wagen. Der Evidenzgrad ist mit 4–5 bewertet.[28]

Thymus: Zunahme der Lymphozyten

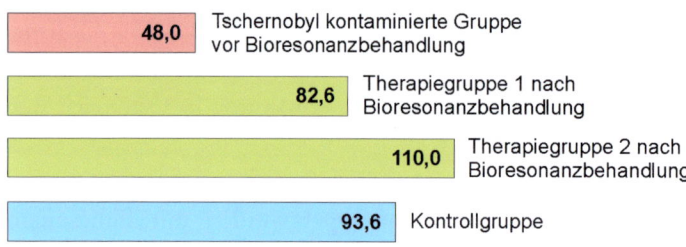

48,0	Tschernobyl kontaminierte Gruppe vor Bioresonanzbehandlung
82,6	Therapiegruppe 1 nach Bioresonanzbehandlung
110,0	Therapiegruppe 2 nach Bioresonanzbehandlung
93,6	Kontrollgruppe

Milz: Zunahme der Lymphozyten

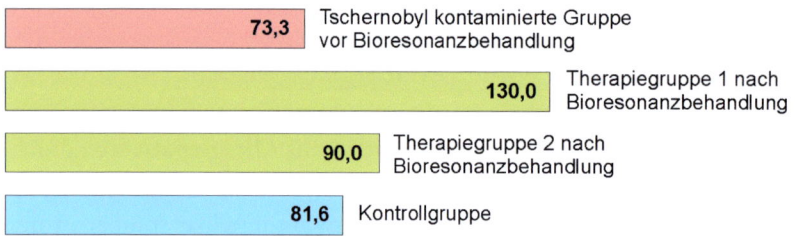

73,3	Tschernobyl kontaminierte Gruppe vor Bioresonanzbehandlung
130,0	Therapiegruppe 1 nach Bioresonanzbehandlung
90,0	Therapiegruppe 2 nach Bioresonanzbehandlung
81,6	Kontrollgruppe

Therapieeinstellungen:

Gruppe 1: Frequenzdurchlauf 18 s, invertiert, Verstärkung 0,8
und Frequenz 870 Hz, Verstärkung H = 0,1 und Di = 0,5-fach

Gruppe 2: Frequenzdurchlauf 18 s, invertiert, Verstärkung 0,8
und Frequenz 1,15 kHz, invertiert, Verstärkung 18-fach

Abb. 34: Signifikanter Anstieg der Leukozyten- und Lymphknotenzahl nach Bioresonanz.

Im gleichen Zeitraum veröffentlichte Dr. Schumacher eine weitere Studie an **Heuschnupfenpatienten**. Die Saison nach der Bioresonanztherapie erlebten 43,4%

---

[28] P. Schumacher: Ergebnisse der biophysikalischen Allergietherapie, in: Biophysikalische Therapie der Allergien, S. 125-129, Sonntag Verlag, Stuttgart, 2004.

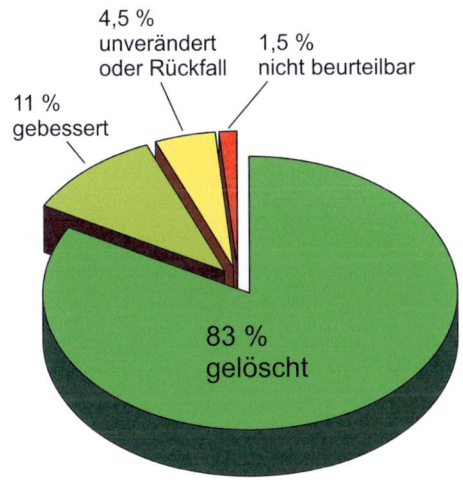

4,5 %
unverändert
oder Rückfall

1,5 %
nicht beurteilbar

11 %
gebessert

83 %
gelöscht

Abb. 35 Ergebnisse einer Praxisstudie an Kindern mit Neurodermitis (Dr. Schumacher).

ohne Beschwerden und 50,4 % mit gebesserten Symptomen. Auch hier ein Therapieerfolg von über 90 %.[29]

1993 führte ich eine Studie in meiner Praxis durch. Nach der Entwicklung und Anwendung der meridianbezogenen Allergietherapie schickte ich einige Monate später Fragebögen an 248 Patienten, die meist ohne strenge Allergenkarenz mit Bioresonanz behandelt worden waren. Hierunter waren Erwachsene und Kinder mit **Neurodermitis, Ekzemen, Pollenallergie, allergischen Augen-, Atemwegs- und Darmerkrankungen**. Von 200 ausgewerteten Behandlungsfällen gaben 50,4 % Beschwerdefreiheit und 34,1 % eine Verbesserung an. 15,5 % waren unverändert. Die meisten Patienten hatten eine lange allergische Vorgeschichte und andere weniger effektive Allergiebehandlungen hinter sich.[30]

In den Jahren 2003 bis 2006 wurden in Krankenhäusern in der Volksrepublik China insgesamt zehn Studien zur Allergiebehandlung durchgeführt und veröffentlicht. Die Ergebnisse an zum Teil großen Patientenzahlen bestätigten die guten Therapieergebnisse aus den Praxen. Die meisten Studien wurden am Zentralkrankenhaus der Stadt Xian, die durch die Kaisergräber mit der Tonarmee bekannt wurde, durchgeführt.

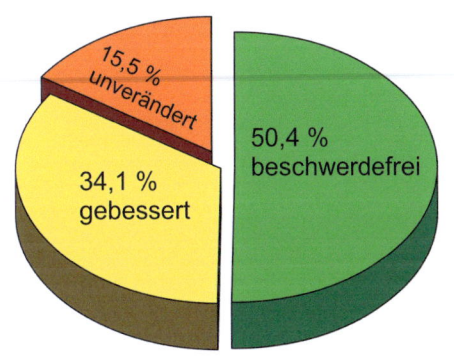

15,5 %
unverändert

34,1 %
gebessert

50,4 %
beschwerdefrei

Abb. 36: Ergebnisse einer Allergiestudie (Dr. Hennecke).

---

[29] P. Schumacher: Biophysikalische Therapie des Heuschnupfens – Therapieergebnisse, in: Biophysikalische Therapie der Allergien, S. 147-151, Sonntag Verlag, Stuttgart, 2004.

[30] P. Schumacher: Biophysikalische Therapie des Heuschnupfens – Therapieergebnisse, in: Biophysikalische Therapie der Allergien, S.147-151, Sonntag Verlag, Stuttgart, 2004.

Eine erste Studie über 79 Patienten mit **allergischen Hautkrankheiten** wurde im März 2005 veröffentlicht. Auch hier konnte eine Symptomfreiheit bei fast 75 % und eine Besserung bei weiteren 22 % der Patienten erreicht werden.[31]

Auch bei zwei Studien über **chronischen Nesselausschlag** konnten Wirksamkeitsquoten von 60,8 %[32], beziehungsweise 66,7 % erreicht werden. Die Aufschlüsselung nach Altersgruppen in der ersten Studie zeigte die besten Ergebnisse in der Gruppe zwischen 1 und 15 Jahren (90 %).[33]

Zwei Studien setzten sich mit dem **Asthma bronchiale** bei Kindern auseinander. In einer Studie an 300 jungen Asthmatikern wurde die Bioresonanztherapie mit der herkömmlichen Asthmatherapie mit Corticoiden und Antiallergika verglichen.[34] Der Kommentar eines Gutachters: »Die konventionelle medikamentöse Behandlung ist – zumindest in der Symptombehandlung – äußerst wirksam. Insofern ist es erstaunlich, dass die Bicom Behandlung dieselbe oder gar bessere Wirksamkeit erreicht. Das Design hat einen hohen Evidenzgrad: Level 3, sodass man die Ergebnisse als Wirksamkeitsnachweis werten muss.«[35]

Eine weitere Studie verglich drei Gruppen von insgesamt 172 Kindern mit **Asthma bronchiale** oder **allergischem Schnupfen**. Am besten schnitt die Gruppe ab, die nur mit Bioresonanz behandelt wurde (Wirksamkeit 85,6 %), dicht gefolgt von der Gruppe, die nach erfolgloser medikamentöser Behandlung mit dem Bicom Gerät behandelt wurde (79,6 %).

Das schlechteste Ergebnis zeigte die Gruppe mit alleiniger medikamentöser Behandlung (Wirksamkeit 69,1 %), Evidenzgrad 1–2.[36]

---

[31] Du Xia et al., Kinderkrankenhaus der Stadt Kinan: Klinische Beobachtung über 79 Behandlungsfälle gegen allergische Hautkrankheiten mittels Bioresonanzgerät, Chinesische Zeitschrift für praktische Medizin, Band 4, Nr. 3, 2005.

[32] Xu Minhong et al.: Klinische Beobachtung der Behandlung von chronischem Nesselausschlag mit dem Bioresonanzgerät, China Journal of Leprosy and Skin Diseases, Vol. 21, Nr. 7, 2005.

[33] Zhang X et al.: Klinische Beobachtung über 54 Behandlungsfälle gegen Nesselausschlag mittels BICOM Bioresonanzgerät, Zeitschrift für Lepra und Hautkrankheiten von China, Vol. 21, Nr. 8, 2005.

[34] Yang Jinzhi und Zahn Li, Forschungszentrum des Kinderklinikums der Stadt Jinan: 300 Behandlungsbeispiele gegen Asthma mittels BICOM Gerät bei Kinderpatienten, Maternal and Child Health Care of China, ISSN 1001-4411, 2004.

[35] Data Analysis & Study Planning, Gauting: Gutachten vom 9.12.2005.

Die größte Studie war eine Verlaufsbeobachtung an 1.639 Patienten(!) **mit unterschiedlichen allergischen Krankheitsbildern.**[37]

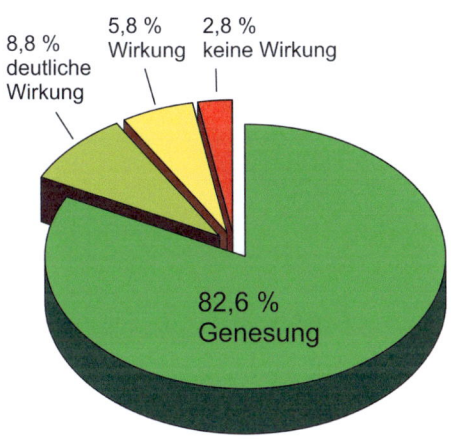

8,8 %
deutliche
Wirkung

5,8 %
Wirkung

2,8 %
keine Wirkung

82,6 %
Genesung

Abb. 37: Vortrag auf dem 45. Internationalen Kongress für BICOM Anwender: Studie an 1.639 Asthma-Patienten von Dr. med. Yuan Ze und Dr. med. Wang Haiyan, Zentralkrankenhaus von Xian.

Auszug aus der gutachterlichen Bewertung: Die Patienten wurden »mit verschiedenen Medikamenten mit wenig Erfolg vorbehandelt. Bei sechs Monaten Symptomfreiheit nach der Bicom Therapie handelt es sich zumindest für diesen Zeitraum um Heilung… Spontanheilung, Placeboeffekte und ähnliches können den Prozentsatz (83 %) der Patienten mit Genesung auf diesem Allergiegebiet keinesfalls erklären. Evidenzgrad 4–5«.[38]

Es könnte der Eindruck entstehen, die Bioresonanz wäre nur für die Behandlung von Allergien geeignet. Tatsächlich wird diese Methode bei einer Vielzahl unterschiedlicher Krankheitsbilder eingesetzt. Es gibt eine große Zahl von positiven Behandlungsberichten und auch einige Studien. Hier wurden Leberzellschädigungen, funktionelle Darmbeschwerden, Sportverletzungen, Arthrosen und rheumatische Erkrankungen untersucht.

Laborwerte haben einen hohen Stellenwert in der Schulmedizin, sowohl für die Diagnostik als auch für die Verlaufsbeobachtung vieler Erkrankungen. Sie werden als wissenschaftlich objektiv angesehen, weil sie durch ein »neutrales« Laborgerät erstellt werden, ohne den eventuellen subjektiven Einfluss des Therapeuten. Sie finden deshalb

---

[36] Huan Shuiming et al.: Klinische Beobachtung der Behandlung von allergischem Schnupfen und Bronchialasthma von Kindern mit dem Bioresonanzgerät, Zhe Jiang Medizinische Zeitschrift, Ausgabe 6, Band 27, 2005.

[37] Yuan Ze und Wang Haiyan, Pädiatrische Abteilung Zentralkrankenhaus von Xian: Klinische Ergebnisse mit dem BICOM 2000 Bioresonanzgerät, Vortrag auf dem Internationalen Kongress Mai 2005, Fulda, RTI-Heft 29, Regumed Institut für Regulative Medizin.

[38] Data Analysis & Study Planning, Gauting: Gutachten von 9.12.2005.

in wissenschaftlichen Arbeiten besondere Beachtung und haben eine hohe Beweiskraft. Kann Bioresonanz Laborparameter günstig beeinflussen oder sogar normalisieren? In unserer Praxis wurden mehrfach verbesserte Leberwerte, Nierenfunktionswerte und Schilddrüsenparameter beobachtet. Einzelfälle sind jedoch noch kein Beweis.

Umso erstaunlicher scheint das Ergebnis einer Studie aus dem Jahr 1996 an Patienten mit **Leberzellschädigungen**. Eine Gruppe von 14 Patienten mit labormäßig nachgewiesenem Leberschaden wurde mit Bioresonanz behandelt, während eine Kontrollgruppe von 14 Patienten unbehandelt blieb. Während in der Kontrollgruppe die Leberenzyme (Gamma-GT, GOT, GPT) nahezu unverändert blieben, verbesserten sich diese Parameter bei den behandelten Patienten deutlich und normalisierten sich bei einigen sogar vollständig. Die Studie wurde mit dem Evidenzgrad 1 bewertet, weil sie auf »eine statistisch gesicherte und ganz erhebliche Wirksamkeit bei dieser Indikation schließen lässt«.[39]

Zwei andere Laborstudien wurden an Patienten mit **rheumatoider Arthritis** durchgeführt. Untersucht wurden antioxidative Enzyme in den Lymphozyten (einer Untergruppe der weißen Blutkörperchen). Bei Rheumapatienten unter alleiniger klassischer schulmedizinischer Behandlung ist die Aktivität der Enzyme Peroxiddismutase, Katalase und Glutathionperoxidase erhöht, während der Gehalt an Thiolgruppen vermindert ist. Nach zusätzlicher Bioresonanztherapie normalisierten sich die Aktivitäten der Peroxiddismutase, der Glutathionperoxidase sowie der Thiolgruppengehalt. Auch wenn diese Befunde nur für Spezialisten durchschaubar sein mögen, so ist unter Bioresonanz doch eine objektive Veränderung von Laborparametern nachweisbar. Möglicherweise werden hierdurch bei Patienten mit rheumatoider Arthritis unspezifische Schutzmechanismen aktiviert.[40]

In einer anderen Studie wurde die Hitzeschockproteinsynthese untersucht, die bei Patienten mit rheumatoider Arthritis zu 60 % vermindert ist. Unter Bioresonanz normalisierten sich diese Werte vollständig. Der Autor vermutet, dass der beobachtete therapeutische Effekt der Bioresonanz bei Rheumapatienten mit der Verbesserung der Lymphozyten-

---

[39] R. Machowinski und P. Kreisl: Prospektive randomisierte Studie zur Überprüfung der Behandlungserfolge mit patienteneigenen elektromagnetischen Feldern (BICOM) bei Leberfunktionsstörungen, in: Wissenschaftliche Studien, Regumed Institut für Regulative Medizin, S. 77-92, 1999.

[40] B. I. Islamov et al.: Effect of Bioresonance Therapy on Antioxidant System in Lymphocytes in Patients with Rheumatoid Arthritis, Bulletin of Experimental Biology and Medicine, Nr. 3, 248-250, 2002.

aktivität zusammenhängt, die durch die Normalisierung der Hitzeschockproteinsynthese bewirkt wird.[41]

Aber es gibt auch »klinische« Studien zu Muskel- und Gelenkproblemen. Zwei Patientengruppen mit Fibromyalgie-Syndrom wurden mit Physiotherapie und Punktmassage behandelt. Die eine Gruppe erhielt zusätzlich Bioresonanztherapie. Beide Gruppen gaben eine Besserung der Beschwerden an. In der Bioresonanzgruppe trat der Effekt jedoch häufiger und früher auf und war stärker und nachhaltiger als in der Vergleichsgruppe. Die Muskelschmerzhaftigkeit (Muskelsyndromindex) besserte sich unter Bioresonanz um 72% (Kontrollgruppe 37%). Auch Schlafstörungen und Wetterfühligkeit verbesserten sich gegenüber der Kontrollgruppe signifikant.[42]

Während bei der Fibromyalgie eher funktionelle Muskel- und Gelenkschmerzen eine Rolle spielen, werden die Beschwerden bei Arthrosen eher durch Verschleißerscheinungen der Gelenke und der damit verbundenen entzündlichen Veränderungen verursacht. Kann auch hier die Bioresonanz unterstützend helfen?

Eine Studie an Patienten mit **Arthrose des Kniegelenks (Gonarthrose)** zeigte sensationelle Ergebnisse. Zwei Patientengruppen erhielten die herkömmliche schulmedizinische Therapie. Die eine Gruppe wurde zusätzlich mit Bioresonanz behandelt. Die Schmerzsymptome ließen in der Bioresonanzgruppe wesentlich schneller nach und hielten wesentlich länger an. Der therapeutische Erfolg der Behandlung wurde nach »Kenngrößen« wie Gelenkschmerz, Gelenkfunktion, Blutanalyse, Wohlbefinden und Arbeitsfähigkeit beurteilt. Demnach war in der Bioresonanzgruppe ein Behandlungserfolg von 94% zu verzeichnen, in der Kontrollgruppe von 57,5%. Allein die Gelenkssonographie zeigte nach Bioresonanz eine Verbesserung von 75% im Vergleich zur Kontrollgruppe mit 32,5%.[43]

Die Beanspruchung der Gelenke bei Hochleistungssportlern ist extrem und die Verletzungsgefahr groß. Einige Sportvereine und sogar Olympiamannschaften nutzen

---

[41] B. I. Islamov et al.: Bioresonance Therapy of Rheumatoid Arthritis and Heat Shock Proteins, Bulletin of Experimental Biology and Medicine, Nr. 11, 1112-1115, 1999.

[42] F. F. Gogoleva: New Approaches to Diagnosis and Treatment of Fibromyalgia in Spinal Osteochondrosis, Ter Arkh., 73(4), 40-5, 2002.

[43] Maiko Olu, Gogoleva F. F.: Outpatient Bioresonance Treatment of Gonarthrosis, Ter Arkh, 2002, 72(12), 50-3.

schon die therapeutischen Vorteile der Bioresonanz. In einer Studie wurde eine Gruppe von zwölf Hochleistungssportlern mit **Überlastungssyndromen** nur mit Bioresonanz behandelt, eine zweite Gruppe von zwölf Sportlern nur mit den herkömmlichen Methoden, wie Ultraschall, Reizstrom, Kryotherapie und Antirheumatika. In der Bioresonanz-gruppe war bei gleicher Effektivität die Therapiezeit kürzer und die Anzahl der notwendigen Behandlungen geringer.[44]

Eine andere Studie zeigte einen positiven Effekt bei Patienten mit **funktionellen Magen-Darm-Beschwerden**. In der Bioresonanzgruppe besserten sich die Beschwerden um 48,2 %, in der Placebogruppe nur um 3,8 %.[45]

Natürlich waren die Gegner der Bioresonanzmethode nicht untätig. Immerhin gab es zwei(!) Studien, die beweisen sollten, dass Bioresonanz unwirksam sei. Im Jahre 1996 wurde in einer Fachzeitschrift eine Studie an **Heuschnupfen-Patienten** veröffentlicht. Allerdings wurde die Therapie nicht ganz »lege artis« durchgeführt.

Entgegen den Empfehlungen in der Literatur und in den Ausbildungsseminaren wurde die Testung und Therapie mit Prick-Lösungen durchgeführt. Es war auch damals schon bekannt, dass native Allergene wesentlich bessere Therapieerfolge versprechen. Trotz dieser nicht optimalen Bioresonanztherapie war das Ergebnis interessant. Von 42 Patienten der Bioresonanzgruppe gaben immerhin 5 Beschwerdefreiheit und 18 eine Besserung an (ein Erfolg von über 50 %). In der Placebogruppe gaben von acht Patienten nur zwei (25 %) eine Besserung an. Das Ergebnis ist aufgrund der kleinen Patientenzahlen statistisch nicht relevant. Als Schlussfolgerung behauptete der Autor, diese Studie wäre ein Beweis dafür, dass Bioresonanz **nicht** wirke.[46]

Noch erstaunlicher: Diese Studie wurde von Allergologen, Spezialisten und Experten auf Kongressen und in der Presse immer wieder zitiert und hochgejubelt als Gegenbeweis der Bioresonanztherapie.

---

[44] B. J. Papež, Joze Barovic, Lehrkrankenhaus Maribor, Abt. Medizinische Rehabilitation, Leitung Primarius Zmago Turk: Bericht über die Verwendung der BICOM Resonanz-Therapie beim Überlastungs-Syndrom von Hochleistungs-sportlern; Wissenschaftliche Studien, Regumed Institut für Regulative Medizin, 1999.

[45] J. Niehaus, M. Galle: Placebokontrollierte Studie zur Wirkung einer standardisierten Mora-Bioresonanz-Therapie auf funktionelle Magen-Darm-Beschwerden, Forschende Komplementärmedizin, 13, S. 28-34, 2006.

[46] H. Kofler et al.: Department of Dermatology, University Innsbruck: Bioresonance in diagnosis and treatment of hay fever; Arbeit wurde nicht veröffentlicht.

Eine weitere Gegenstudie wurde 1997 im renommierten Kinderhospital in Davos durchgeführt. 32 Kinder mit **Neurodermitis** wurden nach schulmedizinischen Richtlinien mit Cortison, Antibiotika, Harnstoff und Kristallviolett behandelt. Die Hälfte dieser Patienten bekam zusätzlich eine Bioresonanztherapie. Auch hier wurden leider die in der Ausbildung empfohlenen Richtlinien nicht korrekt umgesetzt. Am Schluss wurde kein Unterschied im Ergebnis zwischen beiden Gruppen festgestellt. Hieraus wurde gefolgert, dass die Bioresonanz keine Wirkung habe.[47] Auch bei Nicht-Medizinern hat sich herumgesprochen, dass nach Cortisonanwendung fast jede Neurodermitis (vorübergehend) symptomfrei wird. Damit kann keine zusätzliche Behandlung eine weitere Besserung zeigen! Mit einem solchen Studiendesign kann wissenschaftlich natürlich nichts bewiesen werden.

Seit diesen zwei Werken sind meines Wissens keine weiteren Gegenstudien in der Literatur mehr aufgetaucht. Trotzdem gibt es immer wieder Veröffentlichungen von Wissenschaftlern und Journalisten, die entweder aus Unwissenheit oder aus Absicht den heutigen Forschungsstand ignorieren und behaupten, »Bioresonanz ist wissenschaftlich nicht bewiesen«. In diesen Veröffentlichungen wird das Manko an objektiver Argumentation oft durch Polemik ersetzt.

Das Phänomen ist nicht neu. Kein geringerer als Johann Wolfgang von Goethe bemerkte in einem Gespräch über Professoren, die noch immer überholte Lehren vortragen, obwohl diese längst durch neue Forschungsarbeiten widerlegt wurden: »Sie beweisen die Wahrheit auch nicht, und das ist auch keineswegs ihre Absicht, sondern es liegt ihnen bloß daran, ihre Meinung zu beweisen. Deshalb verbergen sie auch alle solchen Experimente, wodurch die Wahrheit an den Tag kommen und die Unwahrheit ihrer Lehren sich darlegen könnte.«

Die Bioresonanztherapie funktioniert. Das haben die oben dargelegten Studien bewiesen. Aber wie sieht es mit der **energetischen Diagnostik** aus, die ja meist als Grundlage einer Therapie angewendet wird? Auch hierüber wurden einige Studien durchgeführt. Besonders die **Elektroakupunktur nach Voll (EAV)** wurde mit den klassischen medizinischen Diagnoseverfahren verglichen. Bereits eine amerikanische Studie von

---

[47] M. Schöni et al.: Efficacy Trial of Bioresonance in Children with Atopic Dermatitis, Int. Arch Allergy-Immunology, 112-238-246, 1997.

1984 zeigte eine große Übereinstimmung zwischen EAV-Testung und herkömmlicher Diagnostik.[48]

In einer italienischen Studie von 2002 wurden Ergebnisse der EAV-Untersuchung mit dem Pricktest an 31 Patienten mit vier Allergenen (Milben, Gramineen, Ölbaum, Glaskraut) verglichen. Die Übereinstimmung lag bei 95 %. In der Bewertung dieser Studie wurde festgestellt, dass »das Bicom Gerät als objektives Verfahren durchaus geeignet für die Durchführung von Allergie-Tests« sei. Diese Studie erhielt den Evidenzgrad 1.[49] Zwei weitere Studien aus China bestätigten diese positiven Ergebnisse.[50]

In einer randomisierten Doppelblindstudie von 2001 wurde keine Korrelation zwischen EAV und Pricktest festgestellt.[51] Wie kam es zu diesem konträren Ergebnis? Spielte hier die Qualität der Testseren oder die Qualität der Tester eine entscheidende Rolle?

Bei einer vergleichenden Studie 1993 schien ebenfalls die **Tensor-Testung** durchgefallen zu sein.[52] Die Untersuchungen fanden an Blutproben anlässlich einer Laborbesichtigung statt und sind sicherlich nicht nach den Kriterien von wissenschaftlichen Studien zu bewerten.

Tatsächlich erleben wir auch in der eigenen Praxis immer wieder Differenzen zwischen den von den Patienten mitgebrachten schulmedizinischen Ergebnissen und unserer eigenen energetischen Testung.

Die Ergebnisse von Pricktests hängen vom verwendeten Testserum und von der Inter-

---

[48] Julia J. Tsuei et al.: A Food Allergy Study Utilizing the EAV Acupuncture Technique, American Journal of Acupuncture, Vol. 12, Nr. 2, 105-116, 1984.

[49] E. Giannazz et al., Universität Catania: Diagnosi Allergologiche con Tecnologie Biofisiche; Catania Medica, 9-11, 2002.

[50] Liu Xiaoku: Anwendung der Bioresonanz-Technik bei allergischen Krankheiten – Analyse der häufigsten Allergien in der Stadt Xiamen, Zeitschrift für Lepra und Hautkrankheiten in China, Vol. 21, Nr. 9, 2005; und Yang Xiaoying, Liu Qiang, Kinderkrankenhaus Provinz Shanxi: Untersuchung der Bioresonanztechnik zur Prüfung atopischer Dermatitis, Medizinische Zeitschrift von Shanxi, ISSN 0253-9926, 2005.

[51] George T. Lewith et al.: Is electrodermal testing as effective as skin prick tests for diagnosing allergies, A double blind, randomised block design study; BMJ, Volume 322, 121-134, 2001.

[52] F. Wantke et al.: Bioresonanz-Allergietest versus Pricktest und Rast, Kurze wissenschaftliche Mitteilung, Allergologie, Jahrgang 16, Nr. 4, 144-145, 1993.

pretation des Ablesers ab. Ansonsten wäre es kaum zu erklären, dass Patienten, die mehrere Allergologen aufsuchen, zum Teil sehr unterschiedliche Testergebnisse mitbringen. Der Pricktest zeigt eine Sensibilisierung an. Eine Sensibilisierung ist jedoch noch keine manifeste Allergie.[53]

Von einer Allergie spricht man erst, wenn auch entsprechende Symptome vorhanden sind. Sie können gegebenenfalls durch einen Provokationstest bestätigt werden. Hier werden die Patienten leider oft auch falsch informiert. Viele Menschen zeigen im Pricktest eine Sensibilisierung auf »Hausstaubmilbe«, aber nur die Patienten mit einer klinisch manifesten Allergie reagieren hierauf mit Nasenlaufen oder Atemnot.

Die energetischen Testmethoden zeigen nach den Erfahrungen in meiner Praxis wesentlich besser an, worauf der Patient nun tatsächlich reagiert. Sehr oft bestätigen die Patienten das Testergebnis aufgrund ihrer eigenen Beobachtungen. Dabei ist es unerheblich, ob es sich um eine echte atopische Allergie, eine Pseudoallergie oder eine Unverträglichkeit handelt. Dies spielt für die Therapie mit Bioresonanz keine Rolle.

Während wir bei den inhalativen Allergenen (Milben, Schimmel, Pollen, Tierhaare) oft Übereinstimmungen mit dem Pricktest finden, weichen die Ergebnisse bei Nahrungsmittelallergien oft erheblich ab. Selbst die Ergebnisse verschiedener schulmedizinischer Haut- und Antikörpertestungen sind selten übereinstimmend. Nach der Meinung hochrangiger Allergologen gibt es weder schulmedizinische noch alternative Testmethoden, die eine Nahrungsmittelallergie mit ausreichend hoher Sicherheit nachweisen können. Nur ein oraler Provokationstest nach langer Karenzzeit sei beweisend.[54] Dieses möglicherweise sinnvolle, aber sehr aufwendige Verfahren ist in der täglichen Praxis kaum durchführbar.

Für einen gut ausgebildeten und geübten Tester lassen sich auch bei Nahrungsmittelallergien und Unverträglichkeiten mit hoher Wahrscheinlichkeit die richtigen belastenden Substanzen diagnostizieren. Die Besserung der Beschwerden nach der hierauf aufgebauten Bioresonanztherapie beweist dann die Richtigkeit der Diagnose.

---

[53] Sensibilisierung ist keine Allergie, Medical Tribune Nr. 42, 20.10.2006.

[54] Tebbe, Lepp, Niggemann, Werfel: „Nahrungsmittelallergie und -Unverträglichkeit: Bewährte statt nicht evaluierte Diagnostik", Deutsches Ärzteblatt 102, Heft 27, 1965 – 1969, 2005.

Es liegen mittlerweile viele nach wissenschaftlichen Kriterien durchgeführte Studien vor, die die Wirkung der Bioresonanzmethode eindeutig beweisen. Hierzu gehören In-vitro Studien und klinische Studien mit teilweise hohem Evidenzgrad (1–2). Klinische Studien mit großen Patientenzahlen und eindeutigem positiven Ergebnis wurden in China durchgeführt.

Häufig gestellte Fragen

Warum wird Bioresonanz von der Schulmedizin nicht anerkannt?

Nehmen wir das Beispiel der Allergien: Sie sind eine Herausforderung mit oft sehr unbefriedigenden schulmedizinischen Behandlungsmöglichkeiten. Wenn auch nur der leiseste Verdacht auf eine Linderung durch neue Therapieansätze entstehen würde, müsste sich doch eine ethisch orientierte Forschung mit wissenschaftlichem Enthusiasmus darauf stürzen. Innerhalb kürzester Zeit könnte man feststellen, ob es sich um einen »Flop« handelt oder ob wirklich etwas Wertvolles dahinter steckt. Denn schließlich geht es ja um ein Leiden von Millionen und um die Verantwortung für die Volksgesundheit. Und warum ist das nicht so?

Welche Autoritäten bestimmen in unserem Land, was »wissenschaftlich« anerkannt ist und was nicht? Die Universitäten und die Justiz! Universitäten sind traditionsgemäß die Zentren der modernen wissenschaftlichen Forschung. Forschung ist teuer und wird immer teurer. Das staatliche Budget der Universitäten für Forschungsarbeiten reicht schon lange nicht mehr aus. Also werden »Sponsoren« benötigt. Forschungsarbeiten werden von der Pharmaindustrie und anderen Wirtschaftszweigen in Auftrag gegeben und bezahlt. Auch die verantwortlichen Universitätsprofessoren können ihr Gehalt dadurch etwas aufbessern. Man stellt sich natürlich die Frage, wie »objektiv« und »neutral« die Forschung dann heute noch ist. Man würde auch erwarten, dass bei sorgfältiger Studienanordnung immer gleiche oder ähnliche Ergebnisse herauskämen. Weit gefehlt. Wie oft lesen wir Studien über das gleiche Thema mit völlig unterschiedlichen, ja gegenteiligen Ergebnissen! Das Interesse an alternativen Methoden, hinter denen keine großen Geldgeber stehen, ist gering. Professoren, die sich mit solchen Themen auseinandersetzen, müssen unter Umständen um ihren Job fürchten.

Universitätsprofessoren sind als »Experten« auf ihrem Gebiet die oberste Instanz für juristische Gutachten. Im Zweifelsfalle entscheiden – aufgrund ihrer Gutachten – die Richter, was nun wissenschaftlicher und damit schulmedizinisch anerkannter Standard ist und was nicht.

Aus der Vergangenheit gibt es genügend Beispiele, wie die »offizielle« Schulmedizin den

Fortschritt lange Zeit behindert hat. Denken wir nur an die Hygienevorschläge zur Vermeidung des Kindbettfiebers und die Entdeckung des Penicillins. Letztendlich haben sich die »richtigen« Methoden am Ende durchgesetzt. Aber das braucht seine Zeit. Der Physiker Max Planck meinte dazu: »Damit sich eine neue wissenschaftliche Idee durchsetzt, müssen nicht nur die Professoren aussterben, sondern auch ihre Schüler.« Aber so viel Zeit haben wir heute nicht mehr.

Der Druck auf neue Entwicklungen kommt heute nicht mehr von »oben« (Wissenschaft und Politik), sondern von »unten« (Bevölkerung). Die Studien zur Anerkennung der Akupunktur wurden nicht etwa von den Universitäten vorgeschlagen. Der Druck von Patienten und Therapeuten wurde so groß, dass der Beschäftigung mit diesem Thema nicht mehr ausgewichen werden konnte. Aber es hat fast vierzig Jahre gedauert…

Es ist also nicht verwunderlich, wenn eine relativ neue Methode (obwohl sie auch schon seit über 30 Jahren existiert) nicht gerade mit offenen Armen aufgenommen wird, vor allem, wenn das wissenschaftliche Weltbild damit (wieder einmal) korrigiert werden muss.

Traditionsgemäß wird erst einmal jede neue »Idee« bekämpft, denn von den altbewährten Strukturen will man nicht abrücken. Wenn das nicht mehr funktioniert, ignoriert man einfach die Methode, einschließlich aller Erfolgsberichte und Studien. Manchmal sind es die Gegner, die unfreiwilligerweise einer Methode zur Anerkennung verhelfen. Ein »Abmahnverein« hat ein Gerichtsverfahren provoziert, sodass sich die Justiz wohl oder übel mit dem Thema Bioresonanz auseinandersetzen musste.

Nach fünfjährigem Rechtsstreit hat das Oberlandesgericht München aufgrund der Studienlage nun offiziell erlaubt, dass mit der Behauptung »Die Bioresonanzmethode kann Allergien diagnostizieren und effektiv behandeln« geworben werden darf.

Warum wird Bioresonanz von den Krankenkassen nicht bezahlt?

Stellen wir einmal die Gegenfrage: Was wäre, wenn ein Großteil aller Ärzte in Praxen und Krankenhäusern die meisten ihrer Patienten mit Bioresonanz behandeln würden? Möglicherweise würden viele Patienten schneller gesund, mit weniger Nebenwirkungen und mit geringeren Kosten für das Gesundheitssystem. Dafür würden viel weniger Medikamente und andere medizinische Maßnahmen benötigt. Es gibt sicherlich

Interessenverbände, die etwas dagegen hätten. Das würde Arbeitsplätze gefährden und die gesamte Gesundheitspolitik müsste »umdenken«. Ob man das von unseren Volksvertretern verlangen kann? Dabei sind die Krankenkassen weniger der hemmende Faktor.

Mitte der 1990er Jahre haben sich fast alle Krankenkassen an den Kosten der Bioresonanztherapie beteiligt – vor allem dann, wenn es geholfen hatte und andere Maßnahmen eingespart werden konnten. Einige Kassen schickten uns sogar Patienten, zum Beispiel Kinder mit Neurodermitis, weil sie die Erfolge sahen.

Im Rahmen der verschiedenen Gesundheitsreformen wurde eine Kommission gegründet, die beschließt, welche Behandlungsmethoden von den Krankenkassen erstattet werden dürfen. Wer sitzt wohl in dieser Kommission? Neben vielen anderen alternativen Methoden flog auch die Bioresonanz aus diesem Katalog heraus! Die Krankenkassen dürfen Bioresonanz nicht mehr erstatten, selbst wenn sie es wollten! Anstatt dem Patienten ehrlicherweise diese politische Entscheidung zu erklären, wird auf Anfrage von den Kassenangestellten immer wieder behauptet, Bioresonanz würde nicht erstattet, weil sie nicht wirkt…

Warum erfährt man in den Medien so wenig über die Bioresonanz?

Fernsehen, Rundfunksender und Zeitungen sind leider nicht immer so politisch unabhängig, wie wir uns das wünschen würden. Es wird anscheinend eine Auswahl getroffen, worüber die Bevölkerung informiert werden darf und worüber nicht. Die Meinung (ausgewählter) »Experten« soll dann das Meinungsbild der Bevölkerung beeinflussen.

Über Bioresonanz gab es in der Vergangenheit immer wieder Sendungen oder Zeitungsartikel. Einige davon waren völlig ablehnend, andere ließen auch Menschen mit positiven Erfahrungen zu Wort kommen. Anscheinend wurde hierbei eine wahrscheinlich unbeabsichtigte Erfahrung gemacht: Auch negative Berichte wecken das Interesse der Bevölkerung. Frei nach dem Motto: Wenn eine Methode so intensiv bekämpft wird, dann muss ja was dran sein! Dann schienen auf einmal alle Berichterstattungen über Bioresonanz aufzuhören. Dafür wird in regelmäßigen Abständen in allen Illustrierten über die schulmedizinischen Behandlungsmöglichkeiten bei Allergien berichtet. Man kann sich des Eindrucks nicht erwehren, dass diese Artikel seit 30 Jahren mit kleinen Abweichungen immer wieder abgeschrieben werden.

Warum berichtet niemand über die Bioresonanzstudien oder über das Urteil des Oberlandesgerichts München? Das wäre doch mal eine Sensation! Aber die Menschen lassen sich nicht mehr für dumm verkaufen. Mit dem Internet hat heute jeder die Möglichkeit, sich über alle Themen zu informieren. Hier findet man negative und positive Berichte über Bioresonanz. Jeder kann sich seine Meinung bilden. Allerdings wird der Einfluss der Medien oft überschätzt. Die meisten Patienten kommen nicht wegen Medienberichten in die Praxen, sondern über Mund-zu-Mund-Propaganda, das heißt über Empfehlungen anderer Patienten, denen diese Methode geholfen hat. Und erfolgreich behandelte Patienten empfehlen sie dann auch wieder weiter. Diese Entwicklung ist nicht mehr aufzuhalten…

Welche Nebenwirkungen werden bei der Bioresonanz beobachtet?

Die Bioresonanz ist eine regulative Behandlungsmethode, ähnlich wie Homöopathie, Akupunktur und Physiotherapie. Ein Medikament löst im Körper auf »materieller« Ebene biochemische Prozesse aus. Die Wirkungen an den verschiedenen Organen sind meist bekannt und biochemisch nachvollziehbar. Man kann hier eindeutig zwischen den »erwünschten« (Therapie-)Wirkungen und den »unerwünschten« (Neben-)Wirkungen unterscheiden.

Bei den regulativen Therapiemethoden wie der Bioresonanz wird dem Körper ein »Impuls« gegeben, auf den er nun reagieren soll. Der »richtige« Impuls löst im Körper eine Kaskade von biochemischen Reaktionen aus, welche die »Selbstheilungskräfte« des Organismus aktivieren, um den Ursachen der Erkrankung gegenzusteuern. Ein »falscher« Impuls hat keinen oder nur einen sehr geringen Effekt. Es ist deshalb schwer, bei ordnungsgemäßer Anwendung der Bioresonanzmethode etwas völlig Falsches zu machen.

»Nebenwirkungen« im schulmedizinischen Sinn wurden bisher von den Bioresonanztherapeuten nicht beobachtet. »Unerwünschte« Reaktionen nach der Therapie können »Erstverschlimmerungen« oder »Erstreaktionen« sein. Sie sind bei allen regulativen Therapiemethoden bekannt.

Eine »Erstverschlimmerung« ist in der Regel ein Zeichen dafür, dass der Therapieimpuls zwar »richtig« war, die »Reizstärke« jedoch zu intensiv. Es kommt dabei zu einer vorübergehenden Verschlimmerung der Symptome, zum Beispiel einer Verstärkung der

Schmerzen oder einer Verschlechterung des Hautekzems. Es kommt auch vor, dass »alte« Symptome aus früheren Jahren, die anscheinend geheilt waren, wieder auftreten. Manchmal »melden sich« auch Zähne, die chronisch entzündet, aber bisher symptomlos waren. Das »Aufflackern« alter Herde kann dem Therapeuten wichtige Hinweise auf versteckte Therapieblockaden geben.

Solche Verschlimmerungsreaktionen klingen meist innerhalb von ein bis zwei Tagen wieder ab, können im Einzelfall auch mal länger andauern. Der Therapeut wird in der nächsten Behandlungssitzung die Therapie auf die individuelle Reaktionslage des Patienten anpassen. Ständige »Übertherapie« kann schlimmstenfalls zu »Reaktions-blockaden« führen. Aber auch diese lassen sich in der Regel durch »energetische Aus-gleichsbehandlungen« wieder auflösen.

Es ist also nicht ungewöhnlich, wenn sich die Symptome bei chronischen Erkrankungen nicht kontinuierlich bessern, sondern es am Anfang der Behandlung auch mal »auf und ab« gehen kann. Hier kann auch Geduld vom Therapeuten und Patienten gefragt sein.

Vorsichtig sollte bei Patienten mit Autoimmunerkrankungen therapiert werden, da diese Patienten oft zu Überreaktionen neigen. Auch in den ersten drei Monaten der Schwangerschaft sollte aus forensischen Gründen keine Bioresonanztherapie erfolgen.

Auch fehlende Therapieerfolge, die zwar keine Nebenwirkungen sind, können in bestimmten Fällen problematisch sein. Erfolgt eine Allergiebehandlung bei einem Patienten, bei dem sehr heftige Reaktionen bekannt sind, z. B. Asthmaanfälle oder Schockreaktionen, sollte der eventuelle Expositionstest nur unter klinischen Bedingungen gemacht werden. Kein Test, weder ein schulmedizinischer noch ein energetischer Allergie-test, kann mit hundertprozentiger Sicherheit voraussagen, ob beim Patienten bei Exposition des Allergens eine Reaktion auftreten wird oder nicht. Notfallmedikamente sollten vorsichtshalber weiterhin mitgeführt werden.

Hilft die Bioresonanztherapie bei jedem und bei allen Krankheiten?

Es gibt keine medizinische Methode auf der Welt, die bei jedem hilft. Der Mensch ist keine Maschine, die nach technisch reproduzierbaren Regeln läuft. Jeder Mensch ist ein Individuum und die Krankheit ist als ein meist multifaktorielles Produkt der körperlichen, seelischen und sozialen Umstände zu sehen. Organe und Gewebe, die völlig zerstört sind oder fehlen, können durch keine Methode, auch nicht durch Bioresonanz, wiederhergestellt werden. Fehlende Enzyme, Vitamine und Nährstoffe müssen ebenfalls materiell zugeführt werden. Durch das Aufschwingen von Nahrungsmitteln wird man nicht satt! Solange noch reaktionsfähiges Gewebe vorhanden ist, kann oft mit Bioresonanz eine Besserung erreicht werden. Die der Materie übergeordneten Schwingungsmuster haben oft noch eine Wirkung, wo chemische Substanzen auf der materiellen Ebene nicht mehr greifen.

Schwere seelische Traumata lassen sich ebenfalls nicht mit Bioresonanz therapieren. Eine schwere Kindheit, Missbrauch, traumatische Erlebnisse und chronische Frustrationen können Krankheiten hervorrufen, begünstigen oder deren Heilung behindern. Das Bioresonanzgerät kann weder die Schwiegermutter noch den Ehepartner verändern! Auch gibt es Patienten, die von der Krankheit – meist unbewusst – profitieren. Solange sie krank sind, ist ihnen die Zuneigung und Sorge von Partner und Familie gewiss. Oder sie haben einen Grund, nicht arbeiten gehen zu müssen. Es gibt Patienten, die von Therapeut zu Therapeut laufen und alles probieren, um sich immer wieder bestätigen zu lassen, dass sie unheilbar krank sind. Wenn sie spüren, dass es ihnen besser geht, wird die Therapie mit oft fadenscheinigen Begründungen abgebrochen. Patienten, die eine krankheitsbedingte Rente beantragt haben, sind oft nicht therapierbar.

Vielleicht ist Ihnen beim Lesen aufgefallen, dass ich nie das Wort »Heilung« verwendet habe. Die Bioresonanz hat die Möglichkeit, bei vielen Erkrankungen die Symptome zu lindern oder auch verschwinden zu lassen. Ob der Patient völlig geheilt ist, hängt entscheidend von seiner mentalen Einstellung zur Krankheit und von anderen seelischen und sozialen Faktoren ab. Viele Therapeuten kombinieren die Bioresonanzmethode mit anderen schulmedizinischen und naturheilkundlichen Therapieverfahren. Ein einfühlsames therapeutisches Gespräch kann oft Wunder bewirken!

Erfahrene Bioresonanztherapeuten geben je nach Patientengut Therapieerfolge von 80–90 % an. Jedem neunten bis zehnten Patienten kann leider nicht geholfen werden. Jede noch so gute Praxis hat ihre »Therapieversager«. Jeder Therapeut muss lernen, damit umzugehen. Wir sind nun mal keine »Götter in Weiß«. Wir sollten lernen, auch Misserfolge zu akzeptieren und uns auf die Erfolge zu fokussieren. In der Wirtschaft ist die 80:20-Regel bekannt. Wir verwenden 20 % unserer Arbeitszeit für 80 % (Routine-)

Patienten und 80 % unserer Zeit für 20 % (schwierige) Patienten.

Gründe für Therapieversager können nicht gefundene oder nicht behandelbare körperliche oder seelische Therapieblockaden sein. Vielleicht wurde auch das richtige Allergen oder Toxin oder der ursächliche Krankheitskeim nicht gefunden? Es kann auch an der noch nicht ausreichenden Erfahrung des Therapeuten liegen. Man sollte sich nicht scheuen, den einen oder anderen Patienten an einen anderen Therapeuten zu verweisen. Patient und Therapeut gehen nicht nur rechtlich einen Behandlungsvertrag ein. Auch die Chemie, heute würden wir treffender sagen, die Schwingung, muss stimmen. Zwischenmenschliche Dissonanz ist keine gute therapeutische Voraussetzung. Zusammengefasst ist die Bioresonanz eine Diagnose- und Therapiemethode, die bei sehr vielen Erkrankungen Linderung schaffen und die »Heilung« des Patienten begünstigen kann.

Schlusswort

Das Zeitalter der ausschließlich »biochemischen« Krankheitsbekämpfung mit Medikamenten geht seinem Ende entgegen. Das »Informationszeitalter« ist bereits angebrochen. Auch die Medizin macht hiervor nicht halt. In der Zukunft werden Techniken mit »biophysikalischer« Informationsübertragung Selbstverständlichkeit werden. Die Bioresonanzmethode ist ein Meilenstein auf diesem Weg.

Glossar

Akupunktur-Punkt: In der Traditionellen Chinesischen Medizin bestimmte Punkte an der Körperoberfläche, meist im Verlauf eines Meridians, der zur energetischen Diagnose oder Therapie verwendet wird.

Ausgangsbecher: Eine Elektrode in Becherform zur Aufnahme von meist flüssigen Informationsträgern, zum Beispiel mineralische Speziallösungen oder energetisch aufbereitetes und naturbelassenes Sesamöl, um diese mit den Therapieinformationen zu beaufschlagen (individualisieren).

Bandpass: Ein schmaler Frequenzbereich innerhalb eines größeren Frequenzbereichs, der für bestimmte Therapiefunktionen einen Filter passiert. Die darüber und darunter liegenden Frequenzbereiche werden unterdrückt.

Becherelektrode: Eine Elektrode in Becherform, sowohl für den Geräteeingang als auch für den Geräteausgang. Die Becherelektrode für den Geräteeingang dient der Aufnahme von Substanzen, um deren energetische Informationen in den therapeutischen Regelkreis einfließen zu lassen. Die Becherelektrode für den Geräteausgang dient zur Aufnahme von Informationsträgern, zum Beispiel mineralischen Speziallösungen oder energetisch aufbereitetem und naturbelassenem Sesamöl, um diese mit den Therapieinformationen zu beaufschlagen.

Biophoton: Photonen oder Lichtwellen, die eine Zelle, ein Zellverband oder ein lebender Organismus emittiert oder resorbiert. Sie gelten als Informationsträger.

Bioresonanz: Die Eigenschaft eines biologischen Systems, auf Wellen und Frequenzmuster durch Mitschwingen (Resonanz) zu reagieren. Im engeren Sinne eine Therapieform, bei welcher ein Organismus durch seine körpereigenen oder durch substanzeigene Frequenzmuster zu einer eigenregulatorischen Reaktion angeregt wird.

Bioresonanzmethode: Eine Diagnose- und Therapiemethode mit körper- und substanzeigenen Frequenzmustern.

Chipspeicher-Gerät: Eine Vorrichtung, mit welcher Chips aus Edelstahl mit den therapeutischen Frequenzinformationen beaufschlagt werden. Sie werden zur Verlängerung und Intensivierung der Therapie am Körper getragen.

Chiralität: Spiegelbildliche Anordnung von Strukturen, zum Beispiel biochemischer Moleküle, mit sonst identischem Aufbau.

Durchlaufender Bandpass: Ein schmaler Frequenzbereich, der innerhalb einer festgelegten Zeit (in Sekunden) den gesamten verfügbaren Frequenzbereich durchläuft.

Eingangsbecher: Eine Elektrode in Becherform zur Aufnahme von Substanzen, um deren energetische Informationen in den therapeutischen Regelkreis mit einfließen zu lassen.

Flexible Elektrode: Aus flexiblem Material gestaltete Kontaktelektrode, die sich der Form des Körperbereichs anpasst.

Frequenzdurchlauf: Ein schmaler Frequenzbereich, der innerhalb einer vorgegebenen Zeit (in Sekunden) den gesamten verfügbaren Frequenzbereich durchläuft.

Frequenzmuster: Schwingungen spezifischer Frequenzen, die von allen organischen und nicht-organischen Substanzen, also auch von Körperzellen, emittiert werden. Aufgrund ihrer Welleneigenschaften bilden sie unterschiedliche Muster, die auch der Informationsübertragung dienen.

Fünf-Elemente-Lehre: Teil der traditionellen chinesischen Medizin, um den Energiefluss im Körper und in den Meridianen zu erklären. Die fünf Elemente (Funktionskreise) werden mit den Begriffen Feuer, Wasser, Holz, Metall und Erde bezeichnet. Jedes Element setzt sich aus zwei bzw. vier klassischen Akupunkturmeridianen zusammen. Das klassische Konzept wurde in der Elektroakupunktur nach Voll erweitert.

Grundtherapie: Eine BICOM Therapie wird in der Regel mit einer Grundtherapie eingeleitet, die den Körper auf die eigentliche, gezielte Therapie vorbereiten soll.

Grundbelastung: Pathologische Belastungsfaktoren wie Bakterien, Viren, toxische Substanzen, chronische Allergien, die sich oft schon in jungen Jahren im Körper manifestieren und einen Krankheitszustand mitverursachen oder aufrechterhalten. Ein Therapieerfolg kann verhindert werden, wenn sie nicht erkannt werden.

Informationsübertragung: Die von den Körperzellen oder anderen Substanzen emittierten Schwingungen mit spezifischen Frequenzmustern haben auch Informations-charakter. Sie können mit Hilfe eines entsprechenden Therapiegerätes auf andere Substanzen oder Körperstellen übertragen werden.

Infrarot-Sender: Ein Hilfsgerät, welches ohne Kabelverbindung, aber mit Hilfe von Infrarot-Strahlen die Frequenzmuster einer Substanz in das Therapiegerät leitet. Man verwendet es bei energetischen Testungen, um aus einer größeren Anzahl von Ampullen oder Präparaten auf möglichst rationale Weise eine Körperbelastung zu ermitteln.

Invertierung: Elektronische Verschiebung der Phase einer Welle um 180°. Dadurch wird Minus aus Plus und umgekehrt.

Kinesiologie: »Lehre von der Bewegung«: Technik zur Testung und zum energetischen Ausgleich gestörter Muskelfunktionen. Der Muskeltest wird im Rahmen der Bioresonanz-methode zur energetischen Diagnostik pathologischer Belastungen und zur Bestimmung geeigneter Therapieprogramme und Medikamente verwendet.

Krankheitsherd: Eine lokale Ansammlung von belastenden Erregern und Toxinen als Folgezustand einer nicht völlig ausgeheilten Erkrankung, welche auch Auswirkungen auf weiter entfernt gelegene Körperbereiche haben kann.

Magnet-Elektrode: Elektrode mit einem stärkeren Magnetfeld, um die Therapie-informationen auch in tiefere Körperzonen zu übertragen.

Medikamententest: Teil eines energetischen Testverfahrens, zum Beispiel der Elektro-akupunktur, mit dessen Hilfe das für den Patienten geeignete oder wirksame Medikament der Implantat ermittelt werden kann.

Meridian: Nach der Traditionellen Chinesischen Medizin bestimmte Energiebahnen an der Hautoberfläche, durch welche Akupunktur-Punkte miteinander verbunden werden.

Meridian-Durchflutung: Eine Therapieform im Rahmen der Bioresonanztherapie, bei der ein Akupunkturmeridian energetisch angeregt oder gedämpft werden kann.

Meridianpunkt: siehe Akupunktur-Punkt.

Meridian-Therapie: siehe Meridian-Durchflutung.

Messwert: In der Elektroakupunktur-Testung wird der energetische Zustand eines Akupunktur-Punktes und der des ihm zugeordneten Organbereichs auf einer Skala von 10 bis 100 Einheiten angezeigt. Man unterscheidet energetisch einen chronisch-degenerativen Zustand, einen Normzustand und einen akut-entzündlichen Zustand.

Mittenfrequenz: Die mittlere Frequenz eines definierten Bandpasses.

Modulationsmatte: Eine spezielle Ausgangselektrode mit einer Flachspule, die ein extrem schwaches Magnetfeld erzeugt, welches aber eine große Tiefenwirkung im Körper hat.

Pathologische Frequenzmuster: Die Zellen eines Organbereichs haben im gesunden Zustand ein spezifisches Frequenzspektrum, mit dem sie untereinander kommunizieren. Dringt in eine Zelle oder auch in den Zwischenzellbereich ein Erreger oder eine toxische Substanz ein, verändert sich in diesem Bereich das Frequenzspektrum. Es entstehen pathologische Frequenzmuster, welche, wenn der Körper sie nicht mehr kompensieren kann, ein Krankheitsbild entwickeln können. Alle Krankheiten korrelieren mit pathologischen Frequenzmustern.

Regulationsfähigkeit: Die Fähigkeit des Körpers, sein physiologisches und energetisches Gleichgewicht gegen pathogene Einflüsse aufrechtzuerhalten oder wiederherzustellen.

Resonanzphänomene: Alle materiellen Körper, sowohl der unbelebten als auch der belebten Natur, besitzen komplexe Frequenzmuster mit spezifischen Funktionen und Informationen, die mit anderen – z. B. elektromagnetischen – Schwingungen in Resonanz gehen können.

Schwingungsinformation: Die vom Körper oder einer externen Strahlungsquelle ausgehenden Frequenzmuster können Informationen austauschen und speichern.

Strahlenbelastung: Der menschliche Körper ist einer Vielzahl von natürlichen oder technisch erzeugten Strahlenfeldern ausgesetzt (z. B. Funkwellen, Radar, Computer), welche die Eigenregulation des Körpers stark beeinträchtigen und zu Regulationsstörungen oder Erkrankungen führen können.

Therapieart: Die körpereigenen Schwingungen bzw. Frequenzmuster werden in der BICOM Therapie auf sechs verschiedene Arten selektiert und kombiniert, um so den Körper zur Eigenregulation anzuregen und den pathologischen Zustand zu beseitigen.

Therapieblockade: Im Körper manifestierte Einflüsse, die den Energiefluss im Körper und somit den Therapieverlauf behindern.

Therapieprogramm: Zusammenstellung von Schwingungsparametern wie Therapieart, Verstärkung (Amplitude), Bandpass, Therapiezeit etc. als elektronisch festgelegte Therapievorgabe (empirisch).

Verstärkungsdurchlauf: Die Verstärkung eines Frequenzmusters (Amplitude) wird kontinuierlich von der niedrigsten Stufe beginnend bis zur höchsten angehoben oder von der höchsten Stufe auf die niedrigste gesenkt.

Wobbelnder Bandpass: Ein schmaler Bandpass, der sich in einem begrenzten Bereich hin und her bewegt und somit einen größeren Frequenzbereich bei gleichzeitiger Phasenverschiebung erreichen kann.

Wabe (Testwabe): Eine Elektrode mit mehreren voneinander getrennten Aufnahmefächern zur gleichzeitigen Aufnahme verschiedener Testampullen.

Bildnachweise

Bilder und Grafiken Jürgen Hennecke mit Ausnahme von:

Bild 1 Medizinische Literarische Verlagsgesellschaft mbH, Uelzen
Bild 2 Med-Tronik GmbH, Friesenheim
Bild 4, 6, 7, 9, 11, 21, 22 Regumed GmbH, Gräfelfing
Bild 10 und 17 Jürgen Hennecke, Allergie und Schwingung, Astro-Spiegel-Verlag
Bild 19 und 20 Martha Schütte, Linz
Bild 15, 16, 23, 24, 25, 29, 30 Ulrich Wirth, Düsseldorf
Bild 26, 27, 28 Sabine Buller, Roetgen
Bild 32 Digital Stock

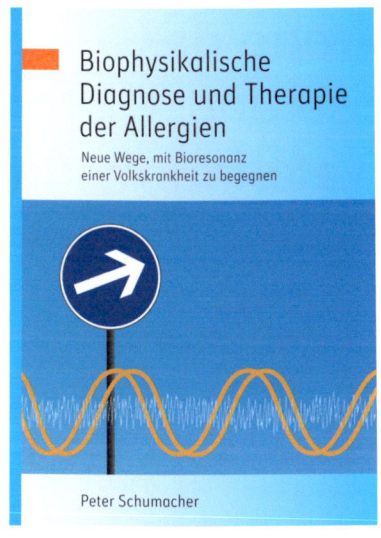

Biophysikalische Diagnose und Therapie der Allergien

Neue Wege, mit Bioresonanz einer Volkskrankheit zu begegnen

von Peter Schumacher

Anhand langjähriger, sorgfältig dokumentierter Erfolge aus eigener kinderärztlicher Praxis weist der Verfasser nach, dass Allergien vollständig und nachhaltig heilbar sein können, wenn man sie als biophysikalisches Phänomen erkennt und nach physikalischen Gesetzen behandelt.

Auf der Basis der als „Bioresonanzmethode" bewährten Konzeption vermittelt dieses Buch umfassend und systematisch Grundlagen und Praxis dieser biophysikalischen Diagnose- und Therapiemethode und beantwortet die unterschiedlichsten Fragen zu diesem Thema.

Wussten Sie zum Beispiel,

... **dass** eine echte Neurodermitis immer auf einer Allergie gegen Kuhmilch oder Weizen beruht und gut behandelt werden kann?

... **dass** die Hausstaubmilbe ein regelmäßig falsch verdächtigtes „Haustier" ist und hinter einer immunologisch diagnostizierten Hausstaubmilbenallergie fast immer völlig andere Allergene stecken?

... u.v.m.

Softcover, 268 Seiten, 131 Abb.   ISBN 978-3-8448-2894-8

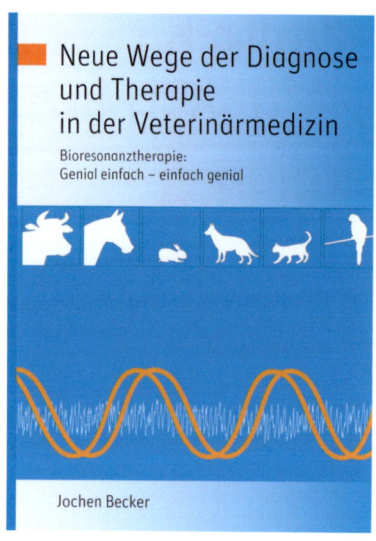

Neue Wege der Diagnose und Therapie in der Veterinärmedizin

Bioresonanztherapie:
Genial einfach – einfach genial

von Jochen Becker

Dr. Becker berichtet in diesem Buch über Grundlagen und Studien zur Bioresonanz und vielen Erfahrungen aus seiner Veterinärpraxis.

Er beschreibt anschaulich die therapeutischen Möglichkeiten, die sie bei den unterschiedlichsten akuten und chronischen Erkrankungen in der Tierarztpraxis bietet:

- Infektionskrankheiten
- Sportverletzungen
- Allergien
- Magen-Darm-Erkrankungen
- Fruchtbarkeitsstörungen
- Bewegungsstörungen, Lahmheiten
- Zahnfleischerkrankungen uvm.

Für Therapeuten und Tierbesitzer

Softcover, 77 Seiten, 37 Abb.   ISBN 978-3-8482-6209-0